반드시 알아야 할 노인건강 생활 3

노인건강을 위한
요가테라피

김웅철

길림체육학원 체육교육학과를 졸업하고 중국연변대학에서 인체해부와 조직배태학으로 석사학위를 취득하였으며 국립 한국체육대학교에서 석사학위와 박사학위를 취득하였다. 한국체육대학교 스포츠마사지실에서 스포츠의학을 전공하며 스포츠마사지, Body Action Therapy, 운동손상, 재활운동, 경혈학, 운동심리 등을 수학하였다. 현재는 연변대학 조교수로 재직 중이며 한국스포츠리서치 심사위원, 한국스포츠산업개발원 자문위원, 한·중·일 교육과정연구회 연구위원으로 활동하고 있다.

육조영

한국체육대학교 체육학과를 졸업하고 동 대학원에서 석사학위와 박사학위를 취득하였다. 주요 경력으로는 서울복지대학원대학교 교수, 연변대학교 겸직교수, 일본국립고지대학 객원교수, 한국스포츠인재개발원 이사장을 역임하였다. 주요 연구로는 「운동 후 마사지가 면역세포와 혈액세포에 미치는 영향」등 150여 편의 논문을 발표하였으며 저서로는 자신이 개발한 『Body Action Therapy』등 60여 권의 저서를 집필하였다. 현재는 국립 한국체육대학교에서 사회체육학과 교수와 생활체육대학 학장으로 재직하고 있다. 사회활동으로는 한·중·일 교육과정연구회 연구위원, 한국연구재단 선정평가 심사위원, 국정교과서 집필위원, 세계레크리에이션 교육협회 집행위원장으로 활동하고 있다.

반드시 알아야 할 노인건강 생활 3
노인건강을 위한 요가테라피

초판발행 2015년 7월 20일

지 은 이 김웅철, 육조영
펴 낸 이 최종숙
펴 낸 곳 글누림출판사

진 행 이태곤
디 자 인 안혜진
편 집 이홍주 권분옥 이소희 문선희 오정대 박지인
마 케 팅 박태훈 안현진

주 소 서울시 서초구 동광로 46길 6-6(반포4동 577-25) 문창빌딩 2층(137-807)
전 화 02-3409-2055(대표), 2058(영업)
팩 스 02-3409-2059
전자메일 nurim3888@hanmail.net
홈페이지 www.geulnurim.com
등록번호 제303-2005-000038호(2005. 10. 5)

값 15,000원
ISBN 978-89-6327-299-3 14510
978-89-6327-296-2 (세트)

출력·인쇄 성환 C&P 용지·에스에이치페이퍼 제책·동신제책

＊이 책의 판권은 저작권자와 글누림출판사에 있습니다. 서면 동의 없는 무단 전재 및 복제를 금합니다.
＊잘못된 책은 바꿔드립니다.
＊이 도서의 국립중앙도서관 출판예정도서목록(CIP)은 서지정보유통지원시스템 홈페이지(http://seoji.nl.go.kr)와 국가자료공동목록시스템 (http://www.nl.go.kr/kolisnet)에서 이용하실 수 있습니다.(CIP제어번호: CIP2015018160)

ⓒ 글누림출판사, 2015. Printed in Seoul, Korea

반드시 알아야 할 노인건강 생활

노인건강을 위한
요가테라피

김웅철·육조영 지음

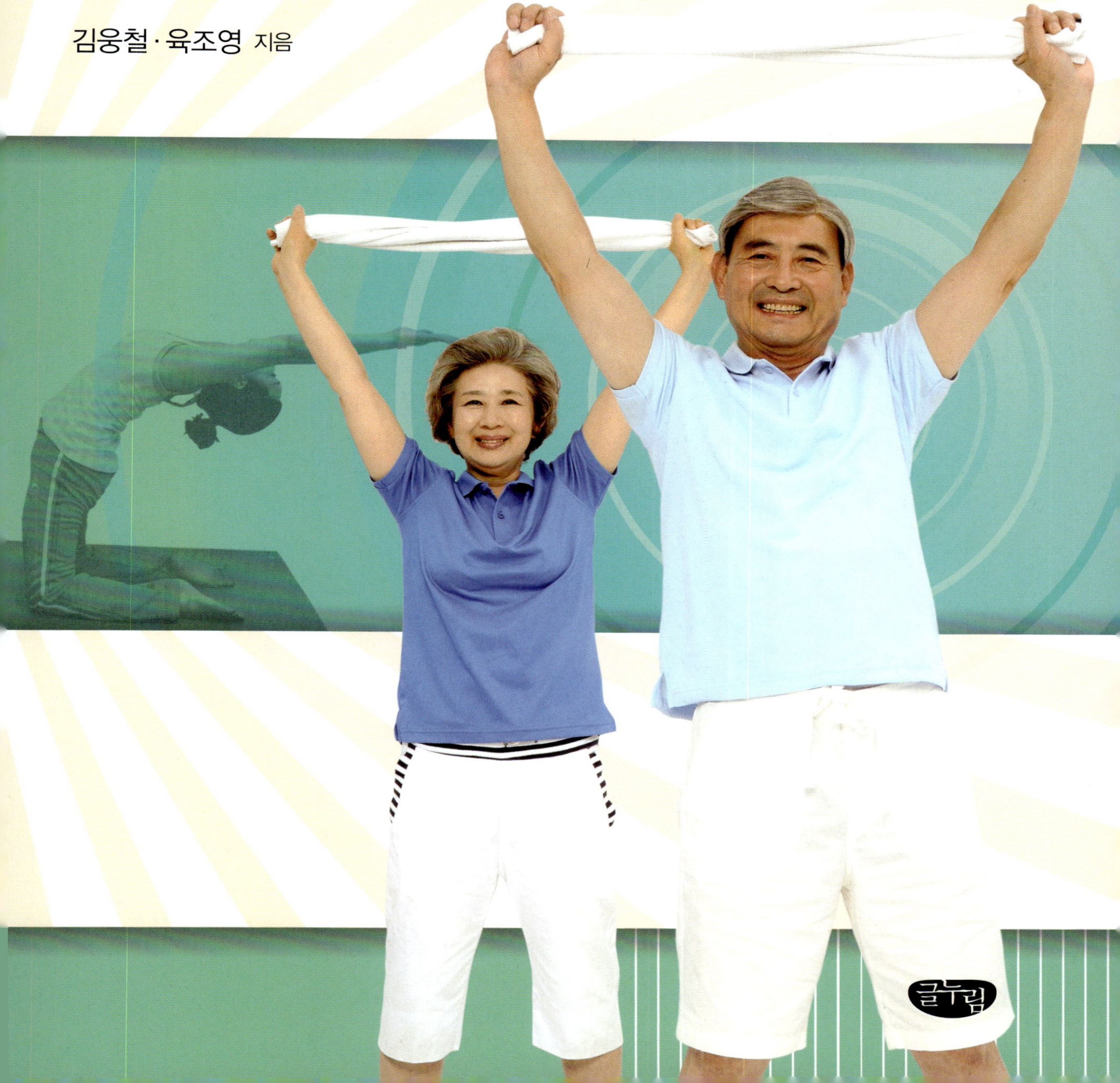

글누림

머리말

건강이라는 측면에서 보면 신체의 아름다움이 외양만을 뜻하는 것만 아니다. 노인의 오랜 연륜에서 보면, 금은보화보다도 더 소중한 것이 건강이라고 주저 않고 말할 것이다. 백세건강이라는 말이 생길만큼, 건강한 신체와 정신은 노인의 삶에서 필수이기 때문이다.

요가로 단련된 젊은 청춘남녀의 반듯한 영상이 텔레비전을 장식하기 시작한 것은 그리 오래지 않았다. 이미 서양에서는 요가의 동작을 원용한 여러 운동요법을 개발한 지 오래다. 이런 사정을 두루 살펴보면, 영상에서 보는 요가의 장면들이 낯설다고 할 수는 없다. 요가의 흔적은 가깝게는 사찰에 안치된 부처님의 자세에서도 잘 확인되기 때문이다. 이런 점을 감안하면 요가의 문화현상은 근래에 들어 젊은 남녀에게 점화된 것에 지나지 않는다.

요가의 다른 말은 '유가(瑜伽)'인데, 인도(印度)에서 전래된 이 말은 본래 어원상으로 '결합한다'는 뜻을 가진 범어 '유즈(yuji)'에 연원을 두고 있다. 이 말의 뜻은 마음을 긴장시켜 어떤 특정한 목적에 상응하거나 합일한다는 의미이다.

역사적으로는 기원전 600년경 우파니샤드 경전에서 처음 사용된 것으로 알려져 있고, 약 5,000년 전 유물로 추정되는 시바(Siva) 여신상에서 요가의 기본 자세인 결가부좌가 확인된다. 기원전 1000년 경에 씌어진 『바가바드기타』에는 요가의 종류와 실천방법이 적혀 있고, 파탄잘리(Patanjali)가 쓴 『요가경전』에도 요가의 수련과정을 일목요연하게 설명되고 있을 만큼 그 연원은 오래다.

우리나라에는 불교의 전래와 함께 요가가 수입되어 삼국에 확산되었다. 『삼국유사』에는 요가와 연관된 기록이 의외로 많다. 669년 신라 문무왕 때 경주 부근에 단(壇)을 세우고 명랑법사(明朗法師)가 밀교승과 함께 비법을 행하여 왜군을 물리쳤다는 기록이 있고, 『왕오천축국전』을 쓴 혜초(慧超)도 요가밀교로 도통하였으며 고려의 왕건(王建)도 요가에 심취했다는 기록이 있을 만큼 유래가 깊다.

요가 수련은 노경에 이르러서도 자칫 소홀해지기 쉬운 정신력 계발과 육체 단련을 통해 몸과 마음을 조화시킬 수 있다는 이점을 가지고 있다. 때문에 노인 건강에 잘만 활용하면 훌륭한 건강지킴이로 삼을 만하다. 달리 말해 요가의 무한한 효과는 할리우드의 스타들이나 청춘남녀의 다이어트에만 국한되지 않는다. 요가가 호흡과 체위법 연습, 스트레칭 등을 통해 노인 건강에 활력을 줄 수 있는 효과는 열거하기 힘들 정도로 많기 때문이다.

　이 책을 준비하면서 요가를 활용한 노인 건강의 확보에 이렇게도 많은 효과를 얻을 수 있다는 사실에 새삼 놀랐다. 심신 안정에서부터 치매 예방과 질병의 괴로움과 이별하고 젊은이에 못지않은 건강을 얻을 수 있다는 사실을 절감했다.

　이 책은 노인들이 쉽게 따라할 수 있는 요가 수행법을 통해 치유에 이르는 효과를 얻을 수 있도록 요가를 활용한 운동프로그램을 설계 운영하는 데 초점을 맞추었다.
　1장에서는 요가의 역사와 호흡법을 간략하게 소개하면서 수행 효과를 기술해 놓았고, 2장에서는 기본 좌법과 요가호흡법, 워밍업 동작을 네 가지 소개해놓았다. 3장에서는 노인성 질환의 증상별로 맞춤식 요가수행법을 제시하여 질병 예방과 질병 치유를 위한 심신 단련법을 제시하고자 했다. 4장에서는 이러한 요가 수행법을 지속적으로 단련하다 보면 건강한 체형을 만들어줄 뿐만 아니라 심리적 안정과 편안한 몸을 만들어 우울증 치료와 치매 예방, 자율신경 조절 같은 치유의 근본적인 효과를 누릴 수 있음을 밝혀 놓았다.
　건강한 육체와 정신으로 여생을 젊은이들에 못잖게 윤택한 삶이 되도록 노력하는 것도 노인의 특권이다. 청춘을 부러워할 게 아니라 청춘을 내것으로 만드는 법이 바로 요가임을 스스로 체험하기를 원하는 게 저자의 소박한 바람이다.
　독자들의 관심과 질정을 부탁드린다.

2015년 7월
저자

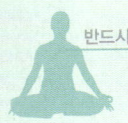

반드시 알아야 할 노인건강 생활

머리말 | 04

Section 1 즐겁고 신기한 노인요가테라피

신기하고 즐거운 요가여행
- 01 요가의 역사 • 14
- 02 요가의 장점 • 14
- 03 요가가 인기 있는 이유 • 15
- 04 요가 기륜(氣輪)을 인식하고 생명에너지를 탐색한다 • 17

신기한 요가 호흡법
- 01 일반호흡 • 20
- 02 요가호흡 • 20
- 03 요가호흡은 장수하게 해준다 • 21
- 04 요가호흡법이 생리와 심리에 대한 좋은 점 • 22
- 05 정서적 안정과 행복을 추구하는 명상술 • 22
- 06 명상에 들어가는 방식 • 23
- 07 호흡의식 명상술 • 23
- 08 촉광명상술 • 24
- 09 요가를 시작하기 전에 • 24
- 10 요가수련 시 주의사항 • 27

목차

11 요가수련의 효과 • 29
12 요가의 심신 안정 효과 • 30
13 요가의 릴렉스 효과 • 30
14 요가는 당신으로 하여금 민감하고 현명해지게 한다 • 30
15 요가는 자신의 신체와 마음의 수요를 더 잘 알게 한다 • 31
16 요가는 수련자의 혈액을 맑게 해준다 • 31
17 요가는 신체를 질병의 괴로움에서 해방시켜준다 • 31
18 요가는 완전무결한 신체의 라인을 만들 수 있다 • 32
19 요가 입문 수업설계 • 33

Section 2 노인들도 따라하기 쉬운 건강한 요가테라피

요가 보조 용품을 잘 준비하여야 한다

01 요가복 • 36
02 요가블럭 • 37
03 요가매트 • 37
04 요가 스트랩 • 38
05 방향요법, 정유 • 38
06 음악 • 39
07 요가 전용타올 • 39
08 짐볼 • 39

요가의 기본 좌법 여섯가지

01 가부좌 • 41
02 반연화좌 • 41
03 연화좌 • 42
04 지선좌 • 42
05 무릎 꿇은 자세 • 43
06 싯다스와루프좌 • 43

반드시 알아야 할 요가호흡법

01 호흡은 매우 중요하다 • 45
02 올바른 자세를 취해야 한다 • 46
03 호흡을 시작한다 • 46

대표 요가호흡법

01 호흡의 왕-복식호흡 • 48
02 심신을 정화하는 풀무호흡 • 48
03 건강과 지혜의 극점-숨을 멈추는 호흡 • 49
04 심신 균형을 돕는 교대호흡 • 50

목차

05 전신의 관절을 전부 열어라 • 51
06 경부 회전 • 51
07 몸 비틀기 • 52
08 골반관절 A를 열다 • 53
09 골반관절 B를 열다 • 54
10 고관절을 열다 • 55

워밍업 네 가지 동작
01 배일 체위(拜日式) • 56
02 건강요가 워밍업 • 60
03 아름다운 요가 워밍업 • 62
04 정신요가 워밍업 • 66
05 요가 풀어주기 체위 • 70

Section 3 증상별 맞춤식 노인요가

01 피로해소 – 대 회전 체위 • 74
02 두통1 • 76
03 두통2 – 양다리 배부 신전 체위 • 78
04 불면1 – 물고기 체위 • 79
05 불면2 – 척추신전을 증가하고 시간을 늘인 체위 • 80
06 어깨 결림 – 팔과 어깨로 하는 물구나무서기 체위 • 82
07 요통 – 누운 자세에서 척추 비틀기 체위 • 84
08 소화계통1 – 낙타 체위 • 86
09 소화계통2 – 반연화 척추 비틀기 체위 • 87
10 냉증(虛冷) – 종달새 체위 • 88
11 생리통 – 빗장 체위 • 90
12 불임증1 – 묶은 각 체위(束角式) • 92

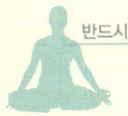
반드시 알아야 할 노인건강 생활

13 불임증2-활 체위 • 94
14 비둘기 체위 • 95
15 신체부종1-메뚜기 체위 • 97
16 신체부종2-침대 체위 • 98
17 변비해소1-바퀴 체위 • 99
18 변비해소2-통조림 따개와 포탄 체위 • 101
19 면역력을 향상시킨다-측면 신전 강화 체위 • 102
20 독소배출1-누운 각 체위 • 104
21 독소배출2-다리 체위 • 106

Section 4   요가가 건강한 체형을 만든다

01 허리 비틀기 체위 • 110
02 허리통증을 예방하는 삼각회전 신전 체위 • 111
03 요통을 줄여주고 평형감각을 키워주는 배 체위 • 113
04 팽팽한 복부2-범 체위 • 114
05 골다공증 예방-무용의 변화 체위 • 116
06 어깨결림 해소-소 얼굴 체위 • 118
07 곱사등 예방-뱀이 공격하는 체위 • 120
08 휜 등과 처진 어깨 예방-낙타 체위 • 121
09 기운 어깨를 교정해 준다-쌍각(雙角) 체위 • 123
10 화색이 도는 얼굴 만들기-학의 변형 체위 • 124
11 튼튼한 다리와 단단한 팔 만들기-매 체위 • 126
12 탄탄한 종아리 유지를 위한 앞으로 굽힌 체위 • 128
13 혈액순환 활성화를 위한 산마루 체위 • 129
14 두부의 혈행개선과 화색도는 얼굴 만들기-반 물구나무서기 체위 • 131
15 변비 해방을 위한 각 체위 • 133

목차

16 면역력 증진을 위한 변형 체위 • 135
17 건강한 다리와 무릎 유지를 위한 신전요법 • 136

Section 5 **심리적인 안정감과 편안한 인체를 만든다**

01 심신의 안정-상징 체위 • 140
02 뇌 기능 개선과 치매예방-개가 달을 바라보는 체위 • 142
03 우울증 해소-거북 체위 • 143
04 등과 가슴을 강화해준다-나무 체위 • 145
05 자율신경 조절-쟁기 체위 • 147

참고문헌 • 150

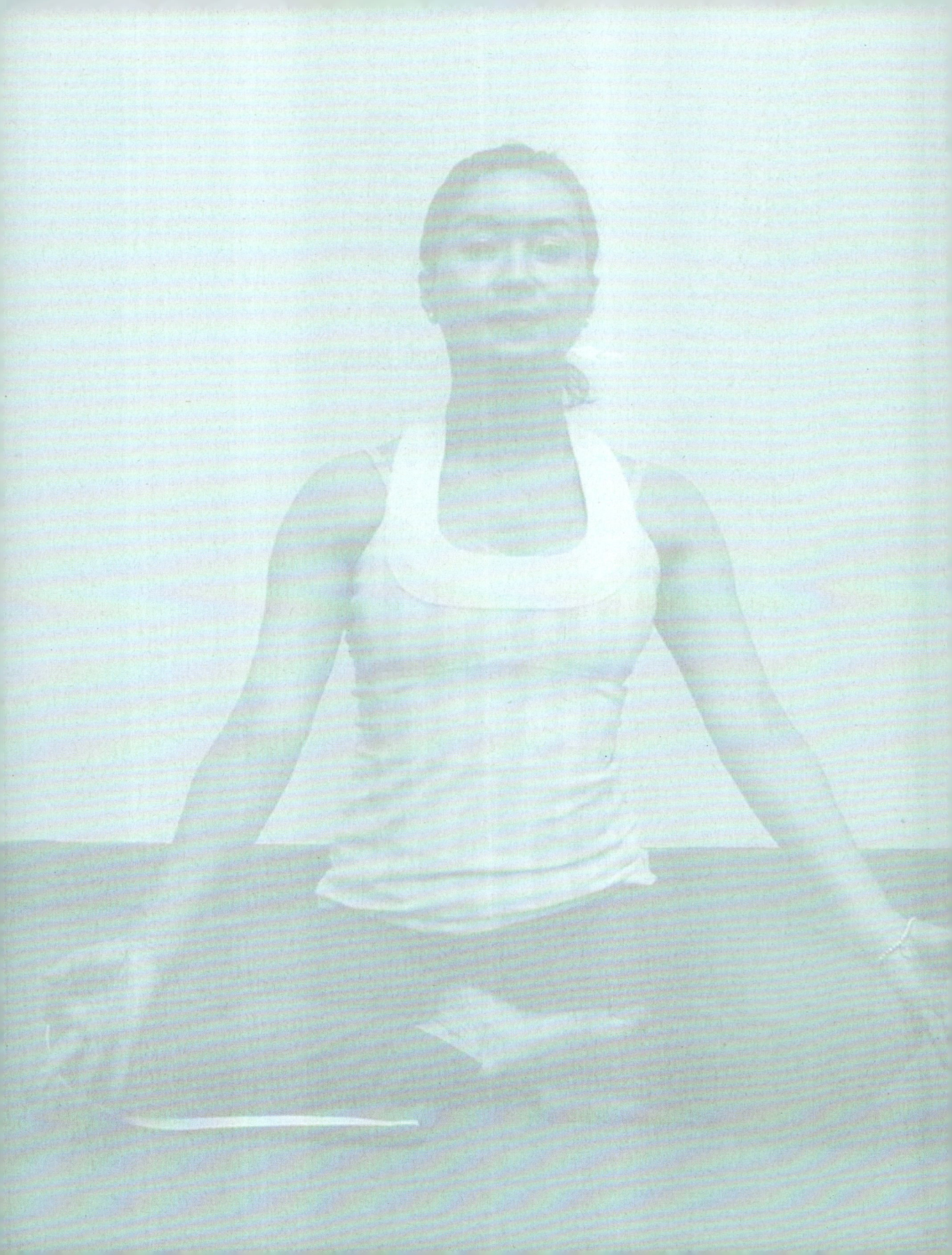

반드시 알아야 할 노인건강 생활

Section

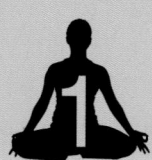

즐겁고 신기한 노인요가테라피

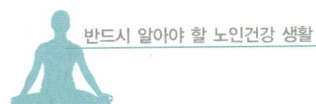
반드시 알아야 할 노인건강 생활

신기하고 즐거운 요가여행

수천 년의 역사를 가진 요가는 신비로운 색채를 띤다. 느리고 우아한 동작이 건강한 신체와 정신을 주는 효과가 입소문으로 퍼져가고 있다. 아름답고 심금을 울리는 신체라인과 몸과 마음, 영혼의 화합과 통일, 이것이 곧 요가이다. 요가는 신체 동작의 아름다움만 나타내지 않는다. 요가는 정신과 육체의 합일을 이루는 완전무결한 운동이다

01 요가의 역사

수천 년간 요가는 인도문화를 구현하는 하나의 중요한 구성요소로 언급되어 왔다. 그리고 시대의 많은 변화를 거쳐 왔지만 줄곧 활력으로 가득하다. "요가의 역사가 얼마나 되는가" 라는 물음에 고고학자들은 지금으로부터 약 5천 년 전부터라고 언급한다. 또 다른 연구에 의하면 요가의 역사는 약 7천 년 전으로 거슬러 올라간다고 주장하기도 한다. 이런 유구한 역사가 요가를 신비롭게 만든다.

요가의 어원 : 요가란 「멍에를 달다」라는 의미이다. 멍에는 물건을 옮기기 위해서 소와 말에 부착하는 것을 말하는데 평상시 움직여 돌려는 것으로 우리들의 마음을 요가에서는 소와 말에 비유해 한 가지 목적에에 집중 한다는 것을 의미한다.

02 요가의 장점

의학계에서는 이미 요가가 신경계통과 내분비계통을 효과적으로 조

절한다고 증명하고 있다. 나아가 요가는 더 심층적인 측면에서 사람들의 건강을 개선해 준다. 요가에 내재한 철학성과 종교성을 제외하면 요가는 심오한 건강유지의 과학이다. 반세기 가까이 요가는 서방의학연구의 인기과제가 되었다. 천연요법과 심리요법의 영역에서도 요가는 독특한 효능을 발휘하고 있다.

요가의 관점에서 보면 질병은 신체내에 있는 원소의 균형과 조절을 잃어서 생기는 결과이다. 요가의 건강철학은 지속적이고 정확한 요가체위법 연습, 요가호흡술, 충족한 휴식과 스트레칭, 명상술로 마음속의 조화를 이루는 것으로 모아진다. 이러한 노력을 통해 정신집중, 적극적인 사고와 가치관, 균형적이며 건강한 생활방식과 음식습관을 영위할 수 있다. 요가는 정신과 육체와 관련된 거의 모든 요소를 포함한 건강의 방법이다. 의심할 나위 없이 요가는 질병을 예방하거나 개선하며 치료의 목적에 이르는 보조수단이 된다.

생리, 심리, 정신 이 세 가지의 건강한 조합이야말로 건강의 전부라는 것을 아는 순간 비로소 자연스럽고 더욱 확실하게 생명의 아름다운 경지를 이해할 수 있을 것이다.

요가의 최종 목적은 개인의 인지를 넓히고 생명의 의의와 가치를 잘 이해하는 데 있다.

03 요가가 인기있는 이유

많은 할리우드 대 스타들이 건강유지의 비법으로 요가를 선택하면서 요가는 빠르게 세계 각지에서 붐을 일으켰다. 최근에는 미용법이나 건강법으로 요가의 인기가 상승하고 있다. 요가는 왜 이렇게 인기 있는가? 왜 수많은 사람들이 요가에 빠져드는가? 요가는 다른 운동과 어떤 차이가 있는가?

현대인들은 이제는 오로지 근육을 발달시키고 활력을 증가시키는 것보다는 '심신결합'의 효과를 바란다. 그런데 요가의 특성은 쉽게 이해할 수 있는 동작의 수련을 통하여 신체를 더욱 건강하게 하고, 정서를 안정시켜 준다는 것이다.

첫째, 요가는 사람마다 받아들일 수 있는 범위 내에서 점진적으로 매개 동작을 완성하고 의식적으로 호흡을 제어한다. 호흡과 동작을 통하여 대뇌작용을 조정하여 일에 집중하게 한다. 연습의 폭은 커도 되고 작아도 되며 간단한 동작으로부터 점차 어려운 동작으로 수준을 높여간다. 무리하게 동작하는 것을 요구하지 않는다. 때문에 수련자는 연습의 모든 과정에 집중할 수 있어 부상을 방지할 수 있고 호흡법으로 집중력을 높일 수 있다. 일정한 기간이 지나면 신체상태가 아주 크게 향상되었음을 느낄 수 있다.

둘째, 요가수련은 사람마다 자기능력의 범위 안에서 수행한다. 그러나 다른 운동이나 훈련방법은 경기력이나 인간의 극한에 도전하는 모습을 보여준다. 때문에 연습의 결과도 크게 다르다. 다른 운동은 하고 난 뒤에는 온몸이 결리고 아프지만 요가는 근골이 펴지고 정력이 왕성하게 된다.

셋째, 요가는 특정한 장소, 조건, 시간이 필요하지 않고 복잡한 운동기계도 필요 없다. 실내외를 막론하고 2m 길이에 1m 너비의 공간만 있으면 매트를 깔고 언제든지 할 수 있다. 심지어 출장이나 여행 중에도 짬을 내서 요가를 할 수 있다. 매개 동작은 분해하여 단독으로 완성할 수 있다. 시간이 되면 몇 개의 동작을 더 할 수도 있고 시간이 없으면 적게 해도 상관없다. 자신의 신체상황에 따라서 마음대로 선택하여 실행하여도 된다.

때문에 현대인의 바쁜 일상에 적절한 운동이 바로 요가이다. 때문에 요가가 현대인들에게 인기 있는 것이다.

04 요가 기륜(氣輪)을 인식하고 생명에너지를 탐색한다

많은 사람들의 궁금함은 요가가 과연 건강을 개선할 수 있고 잠재능력을 발전시키며 심지어 불치의 병을 낫게 할 수 있는가 하는 데로 집중된다.

요가는 인체 안에 미묘한 작은 우주가 있고 많은 기맥이 이 우주공간을 흐르고 있다고 본다. 이 우주공간에 한 사람의 생명의 에너지가 담겨 있다고 보는 것이다. 이 생명에너지를 담고 있는 기맥을 요가에서는 '기륜'이라고 한다. '기륜'은 사람의 영혼의 에너지의 중심체이다.

정확한 요가동작은 인체 내의 기를 막힘없이 통하게 해준다. 유창한 기는 인체 내의 기륜을 연다. 기가 맥을 따라 가면 백혈이 통한다. 때문에 요가는 양생, 보건, 미용 등 효과가 있는 것이다.

인체에는 모두 7개의 기륜이 있다. 이들 기륜이 서로 영향을 주면서 에너지가 인체를 드나든다. 우리가 알아야 할 기륜은 모두 7개의 륜(輪)이다.

① 정륜(頂輪)

이는 최고의 기륜이다. 그는 인체의 모든 에너지의 중심이다. '천 송이 연꽃이 보랏빛 광륜을 발산한다.'고 하는 데 모든 기륜의 최고 지휘부이다.

② 미심륜(眉心輪)

미심륜은 인체 척추의 최고말단이다. 양미간의 가운데로서 '세 번째 눈'으로 불린다. 활성화시키면 지혜의 열쇠를 열 수 있다고 한다.

③ 후륜(喉輪)

후륜은 신경의 중추이다. 후륜은 뇌와 마음을 통하여 다른 사람과 교류하고 자기의 신체와도 교류한다. 후륜을 활성화시키면 신체의 오감(시각, 청각, 미각, 후각, 촉각 등)이 더 예민해져 제6감이 발달하여 더욱 많은 영감과 창의력을 발휘할 수 있게 된다. 또한 후륜을 활성화하면 아름다움과 젊음을 유지할 수 있다.

④ 심륜(心輪)

심륜은 인체의 우주에서 태양과 같다. 독립자주의 정신을 배양하는데 인체의 매우 중요한 기륜의 하나이다. 요가동작 '영웅 체위Ⅱ'는 심륜을 열 수 있게 해준다. 심륜은 정좌자가 사유를 집중시키는 곳인데 순수한 자비심을 불러일으키며 동시에 많은 사람들을 사랑하게 만든다. 심지어 당신의 원수까지도 사랑하게 만든다.

⑤ 제륜(臍輪)

제륜은 의지력과 내력을 강조한다. 감정과 관계되는 기륜이다. 제륜은 췌장과 부신의 분비를 제어하며 정력과 소화력을 지배한다. 활성화시키면 마음의 에너지가 강화된다.

⑥ 생식륜(生殖輪)

생식륜은 생식기관 부근 중맥에 위치해 있다. 이 기륜은 생식계통, 부신, 소장, 항문을 지배한다. 활성화시키면 온몸을 활력 있게 만들며 적극적인 의식을 불러일으킨다.

⑦ 해저륜(海底輪)

해저륜은 신체의 제일 밑에 위치한 기륜이다. 해저륜은 에너지를 저장하는 기륜이다. 해저륜은 생명의 생사와 관계되며 사람의 생명의 기초를 이룬다. 해저륜은 전신의 생명력을 향상시키며 사랑에도 큰 효과가 있다.

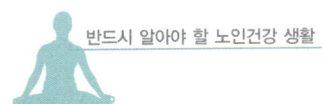
반드시 알아야 할 노인건강 생활

신기한 요가 호흡법

01 일반호흡

사람은 어머니의 자궁 안에 있을 때 탯줄을 통하여 자연스럽게 복식호흡을 한다. 이 호흡법을 '태식(胎息)'이라고 한다.

오장육부가 발육하고 모체를 떠나 세상에 태어나면 차츰 원기를 상실하게 되며 호흡 부위가 위로 올라가게 된다. 어렸을 때는 복식호흡, 성년이 되면 흉식호흡이 위주이고 복식호흡은 보조역할을 한다.

02 요가호흡

인도의 고대문헌에서 호흡은 사람과 신을 연결하는 불이라고 기술하고 있다. 매번 호흡의 순간은 모두 제사를 지내는 것이라고 보았다. 때문에 고대 인도인들은 호흡의 수련을 중시하였다. 요가동작이 끝날 때 정리운동은 늘 요가의 호흡과 더불어 진행하였다. 이는 모든 연습과정에 적용되었다. 주요하게 신체의 3개 주요 호흡부위의 감각의식-가슴 윗 부위의 쇄골 쪽 호흡은 좀 얕게, 흉곽 쪽 호흡은 좀 강하게, 복부 호흡은 깊게 함으로써 양호한 호흡습관을 양성한다.

요가의 신비로운 면사를 벗기다.

들이마실 때 : 공기는 비강을 통하여 흡입된다. 공기는 기관을 통하여 폐에 들어간다. 횡격막이 아래로 내려간다. 마사지로 복강 부위를 눌러 준다. 흉강이 확대되고 폐의 산소량이 증가한다.

내쉴 때 : 공기가 비강을 통하여 나온다. 폐가 압력을 받으면 공기가 기

관을 경과하여 배출된다. 횡격막이 위로 올라온다. 폐부를 압박하여 평소에 폐엽 속에 잔류하여 배출이 어려운 폐기를 눌러서 배출시킨다.

요가이론에서 호흡은 일종의 신체행위일 뿐만 아니라 우주에서 활력과 생명의 기를 받아들이는 과정이기도 하다.

요가호흡법은 들이마시는 것과 내쉬는 것을 중시한다. 들이마실 때 횡격막은 하강해야 하고 흉강은 확대되어야 한다. 신선한 공기는 비강을 통하여 흡입되고 기관과 기관지를 통하여 폐기낭어 들어간다. 내쉴 때는 횡격막이 상승하고 공기는 늑간근의 협조 하에 폐부로 밀려 나오게 되어 체내의 각종 폐기를 배출하여 체내 건강을 유지한다.

요가호흡법에서는 될수록 의식적으로 자기의 호흡을 공제하는 방법을 배워야 한다고 가르친다. 요가이론에서는 사람의 일생의 호흡량은 일정한 한도가 있다고 한다. 호흡이 빠르고 급하면 수명이 짧아지고 반대로 마치 공기를 맛보는 사람처럼 호흡이 느리면 장수한다고 한다. 예를 들면 성질이 사나운 원숭이는 호흡 빈도가 매우 빠르고 수명도 길지 않다. 그러나 학이나 거북 같은 장수동물은 호흡이 느리고 온화하다. 긴 호흡법으로 장수한다는 말이다. 이 때문에 천년학, 만년거북이라는 말은 느린 호흡법이 장수의 열쇠임을 설명해주고도 남는다.

호흡의 조절은 우리가 생존하는 기본요소이며 건강에 필요한 기초가 된다.

03 요가호흡은 장수하게 해준다

사람은 호흡을 할 때 생명 에너지를 섭취한다. 저축을 하듯이 받아들인 에너지를 신체에 공급하는 외에 에너지의 일부를 축적하여 나중에 필요할 때 사용할 수 있다. 요가호흡법을 실행하면 대량의 생명에너지를 받아들여 전신의 열량, 힘, 활력이 끊임없이 생기게 하여 체력이 왕성하고 장수할 수 있게 해준다.

04 요가호흡법이 생리와 심리에 대한 좋은 점

호흡연습으로부터 요가수련을 시작하면 생리적인 면에서 들이마실 때 더욱 많은 산소를 흡입하고 내쉴 때 더욱 많은 이산화탄소 등 유독물질을 배출하여 당신의 신체의 매개 세포들이 더욱 건강해지는 효과를 누릴 수 있다. 호흡에 따라 횡격막이 규율적인 상하운동을 하게 되므로 내장기관을 마사지하고 조화시키는 작용을 한다.

요가호흡법은 심리적인 면에서 호흡에 집중하기에 수련자의 정서를 안정시켜 준다. 동시에 대뇌에 더욱 많은 산소를 공급하여 수련자의 집중력을 높이고 두뇌의 신체의 기능을 조정하는 능력을 높여준다.

05 정서적 안정과 행복을 추구하는 명상술

명상은 신비로운 수행이라고 생각한다. 그러나 요가대사에서 명상은 잠자는 것과 마찬가지로 자발적이다. 요가 수행에서는 모든 사람들이 다 명상에 들어갈 수 있다고 한다.

마음은 생각을 만들어내는 기관이다. 사상은 끊임없이 자기체험과 인식을 통하여 형태를 갖춘다. 만약 당신이 마음속의 안정을 찾으려면 마음속 생각의 움직임을 멈추어야 한다. 그러면 심리활동은 잠시 안정을 취할 것이다. 그러나 면하기 어려운 생각은 다시 빠른 속도로 피어나기 시작한다.

요가에서는 모든 사상을 과거와 미래로 나눈다. 마음이 움직일 때 과거에 일어난 일을 회상하지 않으면 미래에 일어날 일을 예견하기 바쁘다. 사람들 마음은 늘 과거와 미래에 대한 생각때문에 방해를 받아 정작 중요한 현재를 소홀히 하게 된다. 때문에 사람의 마음은 늘 번뇌로 가득하다.

마음을 안정시키면 여러 가지 번잡한 일과에서 벗어나 마음의 안정과 편안함을 느낄 것이다. 이런 안정과 안온함의 경지에 이르려면 일종의 능력이 필요하다. 그것이 바로 명상술이다. 명상술은 주의력을 몸에 집중시켜 심층 의식을 느낄 수 있게 하여 심신의 안정을 찾고 신체, 마음, 영혼의 통일을 이룬다.

06 명상에 들어가는 방식

명상에 들어가는 방식은 다양하다. 그러나 공통되는 하나의 주제가 있는데 그것은 어떤 방법으로 하든지 명상을 체험하는 과정은 모두 당신을 제어된 마음에서 뛰어 나오게 하여 제어를 받지 않는 마음의 문을 열게 된다.

아래에 명상에 잠기는 두 가지 좋은 방법을 소개한다.

07 호흡의식 명상술

편안한 자세를 선택하여 온몸의 긴장을 풀어준다. 그 다음 호흡에 집중한다. 우선 호흡 조절에 고심하지 말고 자신의 호흡의 상태를 관찰만 하면 된다. 호흡의 리듬, 속도, 소리 등을 포함하여 호흡의 상태가 자연스럽고 안정하게 한다. 마음속으로 나는 천천히 숨을 들이마시고 내쉰다고 생각한다. 숨을 들이마실 때 자연이 주는 에너지를 받아들이고 내쉴 때는 모든 긴장과 폐기를 몸 바깥으로 내보낸다고 생각한다. 몸의 상태에 따라 명상 시간을 조절할 수 있다. 처음에는 5분 정도로 짧게 하고 나중에 점차 시간을 늘려 10분내지 15분 정도로 할 수 있다.

08 촉광명상술

촉광명상술은 아주 좋은 취침 전 명상술이며 수면의 질을 높여 준다. 편안한 앉은 자세를 취하고 몸 정면에 촛불을 하나 켜놓는다. 호흡은 자연스럽게 하고 눈은 촛불의 화염을 주시한다. 눈을 깜박이지 않고 될수록 긴 시간을 유지한다. 그런 다음 눈을 감고 머리에 촛불의 영상을 떠올리며 규율적인 호흡을 유지한다. 촛불의 영상이 희미해져 사라진 뒤에 다시 눈을 뜨고 처음의 과정을 반복한다. 점차 시간을 연장하여 눈을 감은 다음 촛불의 영상을 마음으로 바라본다. 5분, 10분, 심지어 더 오랜 시간 머릿속에 이 영상을 보존한다.

09 요가를 시작하기 전에

요가의 최종목적은 명상적인 유한 마음을 유지하고 매일 기분을 좋게 유지하는데 있다. 요가의 가장 기본적인 마음가짐은 생활습관처럼 꾸준히 하는데 있다.

▶ **바쁘면 하루에 5분이라도 좋다.**
아무리 좋은 것도 무리하면 해가된다. 요가의 기본은 정확한 자세, 정확한 호흡법으로 하나하나 실천해 나가는 습관이 중요하다. 하루에 단 5분이라도 빼먹지 말고 실천하는 것이 중요하다.

▶ **무리 없는 범위에서 지속한다.**
매일 실천하는 것이 중요하지만 말처럼 그리 쉬운 일은 아니다. 힘이 들면 하루 걸려서 이것도 힘들면 일주일에 한번이라도 좋다. 자세. 시간에 얽매이지 말고 무리 없는 범위내에서 지속적으로 실천하는 마음가짐이 무엇보다도 중요하다.

▶ **실전의 가장 좋은 시간은 아침이다.**
자고 일어날 때는 대사가 나쁘고 시간의 경과와 함께 상태가 천천히 올라간다. 이러한 하루의 리듬을 요가에서는 앞으로 기울인다. 심장에 부담을 주지 않는 한도 내에서 포즈를 취하고 아침의 컨디션을 최상으로 끌어 올린다. 아침이 힘들면 취침전 잠들기 전에 실시하는것도 효과적이다. 취침전에 실시하면 잠의 질도 높아지고 숙면을 취할수 있다.

▶ **집중력을 높인다.**
요가는 집중으로 시작해 집중으로 끝난다 해도 과언이 아니다. 요가를 계속하고 있으면 어느 날 갑자기 힘들었던 자세가 편하게 된다. 이것은 집중력의 질 뿐만 아니라 우리 인간이 가질 수 있는 가장 적합한 자세가 몸에 배었기 때문이다. 몸의 안쪽을 향해 의식을 집중시키면 여분의 힘이 빠져 호흡이 편해지고 마음도 안정된다.

▶ **호흡시 폐를 크게 사용하여 천천히 행한다.**
호흡의 기능은 운동 시 편안하게 할 수 있는 운동조건과 실천할 수 있는 마음가짐,
이러한 2가지 역할이 있다. 요가 시에는 폐를 크게 사용하여 폐활량을 늘려주고 편안한 마음을 유지하는 것이 중요하다. 동작중의 호흡은 한 동작의 한 호흡이 기본이다. 몸의 움직임에 폐가 커지게 될 때는 들이쉬고 작아질 때는 내쉰다. 또 정지 중에는 산소부족이 되지 않도록 호흡한다.

▶ **요가의 정도**
요가에서는 어디까지 행할까 어디서 멈출까가 매우 중요하다. 몸은

적당한 자극을 받으면 활성화하지만 너무 지나치면 효과를 얻지 못하고 경직반응을 일으켜 근육을 아프게 한다. 너무 무리하지 말고 정확하고 기분 좋은 자세에서 멈추는 자제력이 중요하다.

▶ 동작은 천천히 정성스럽게

자세는 정성을 기울여 정확한 자세로 천천히 실시하는 것이 원칙이다. 반동을 주고 행하면 통증을 느끼기도 전에 근육의 한계를 넘어 염증을 일으킬 수도 있다.

▶ 한 포즈의 유지 시간은 15초가 적당하다.

한 가지 포즈를 결정하면 먼저 15초를 목표로 이 자세를 유지한다. 상반신은 힘을 빼고 하반신은 균형을 유지하는 것이 중요한데 자연스러운 호흡을 계속하면 몸의 감각과 집중력이 살아난다.

▶ 몸과 대화하며 요가를 실천한다.

몸에 여분의 힘이 들어 있는 상태에서는 마음의 안정을 얻을 수 없다. 상반신을 안정시켜 하반신을 조여 주고 배와 허리에서 힘을 발산하도록 한다. 그렇게 하면 호흡이 매우 편하게 될 것이다. 그리고 호흡이 편하게 되는 동시에 마음의 안정도 실감할 수 있다.

▶ 준비운동으로 몸을 따뜻하게 한다.

요가 프로그램은 몸을 아프게 하지 않도록 구성으로 되어 있지만 사전 운동도 중요하다. 각 부위의 근육을 골구루 따뜻하게 하자.

▶ 요가 프로그램 시작 전 주의사항

• 요가만이 집중할 수 있는 환경

요가시에는 주의가 산만하지 않도록 한다. 요가에만 전념할수 있는 요가 환경을 만드는 것이 중요하다.

- 움직이기 쉬운 복장을 착용한다

복부와 대퇴를 무리하게 조여 주는 복장은 몸을 자유롭게 움직일 수가 없다 따라서 요가시에는 전신이 편안하고 자유롭게 움직일 수 있는 요가 복장이 필수적이다.

- 식후 2시간 이내는 요가를 피하는 것이 좋다.

요가시간은 본인이 가장 편안한 시간에 실시하는 것이 좋다. 특정 시간에 꼭 해야 된다는 강박관념에 사로잡혀 리듬을 깨서는 안된다. 하지만 요가를 실시하는 시간은 가능한 식후 2시간 이후에 실시하는 것이 좋다. 소화가 되지 않은 상태에서 무리한 동작을 하게 되면 내장에 자극을 주어 리듬을 깨트리거나 기분을 나쁘게 할 수도 있다.

10 요가수련 시 주의사항

요가는 내외를 전부 수련한다. 정확한 연습방법은 사람들로 하여금 요가의 진수를 더 잘 느끼게 하며 심, 신, 영혼의 통일에 이르게 이끈다. 방법에 주의를 기울이지 않으면 신체에 상해를 입을 수 있으므로 요가수련을 할 때에 지켜야 하는 것과 금기사항에 주의를 기울여야 한다.

1) 적합한 환경을 선택하여야 한다.

요가수련의 장소는 실내든 실외든 조용하고 편안하며 따뜻한 곳이어야 한다. 평평하고 딱딱하지 않고 주위의 공간이 모든 방향으로 신체를 신전할 수 있으며 신선한 공기로 가득해야 한다. 이상적인 요가수련의 환경은 거기에서 모든 사물의 방해를 받지 않고 편안하고 승화하는 심경에 빨리 진입할 수 있는 장소이다.

2) 쾌적한 복장을 하고 수련하여야 한다.

    요가수련 전 가볍고 몸에 밀착되지 않는 풍성한 옷을 입는다. 천연섬유나 순면제품이면 좋다. 운동복이나 T셔츠도 좋다. 이런 복장은 활동할 때 몸을 속박하지 않고 땀을 흡수하여 좋다. 여자는 브래지어나 배를 조이는 복장은 하지 말아야 하며 남자는 허리띠를 하지 말고 시계를 차지 말며 신을 벗어야 한다.

3) 연습의 정도를 파악해야 한다.

    사람마다 몸의 상태가 다르기 때문에 요가 수련과정에서 절대로 무리해서는 안 된다. 무리한 요가동작은 오히려 운동상해를 초래할 수도 있다. 요가동작을 할 때 각 자세마다 3~6회 중복하고 매 자세를 20~30초간 유지하며 호흡은 4~7회 하면 된다. 컨디션이 좋지 않으면 시간을 조금 단축시키면 된다. 매개 동작을 마친 다음 1~2번 더 할 수 있다. 규칙적인 연습을 유지하는 것이 더 중요하다. 매번 연습시간을 줄이고 연습회수를 증가하는 것이 어쩌다가 장시간 연습하는 것보다 더 좋다. 요가수련이 끝난 후에는 풀어주어야 한다.

4) 호흡에 신경을 쓰지 말아야 한다.

    호흡은 수련의 시작단계부터 마지막단계까지 계속 이어진다. 그러나 요가수련 시 호흡이라 하게 되면 대뇌는 의식적으로 긴장해서 호흡이 자연스럽게 되지 않는다. 호흡은 연습해 낼 수 있다. 생각을 천천히 공제하고 호흡에 신경을 쓰지 말고 잠재의식 속의 호흡을 자유적인 자연적인 상태로 돌아오게 한다.

5) 자아감수를 중시하지 않으면 안 된다.

    요가수련은 가볍고 편안한 과정이다. 하지만 요가수련과정에 고되게 느껴진다. 목에 힘이 들어가거나 가슴이 답답해진다. 이런 심신의 불편을 해소하는 방법은 이외로 아주 간단하다. 자아감수에 주의를 돌리면 된다. 요가에서 중요한 사항은 심신이 불편해지면 요가수련을 즉시 멈추어야 한다는 것이다.

6) 동작의 완전무결만 추구하면 안 된다.

요가는 운동경기가 아니다. 즐거움을 누리고 할 수 있는 데까지 하는 것이 요가수련에 임하는 태도로는 꼭 필요하다. 적절한 요가수행은 장기간의 수련을 통하여 천천히 특정한 단계에 도달하는 것이다. 신체가 조화를 이루고 편안히 동작을 완성할 수 있게 되고 규범에 맞는 동작을 완성할 수 있게 되면 건강의 효과를 얻을 수 있다.

11 요가수련의 효과

요가는 본래 산스크리트어다. 본래 유즈(YUJ), 액(扼)이라는 공구를 의미한다. '액'은 소나 말을 제어하는 '멍에'이다. 요가의 의미는 연결, 제어, 안정, 화합, 통일, 평형 등으로 풀이된다.

현대인이 말하는 요가는 몸과 마음을 함께 수련하는 일련의 수행법으로 신체의 동작을 조절하는 체위법, 호흡조절법, 마음을 조절하는 명상법 등이 있다. 요가가 인기가 있는 것은 요가의 여러 가지 효능 때문이다.

요가수련은 자신의 신체를 더욱 소중히 여기고 다루도록 한다.

자동차도 양호한 성능을 유지하려면 평소 세심하게 정비하여야 한다. 자신의 신체를 대할 때도 일시적으로 나쁜 점이 어디에 있는지를 모르기 때문에 어떻게 보양을 할 것인가 소홀하기 쉽다. 요가수련은 자신의 신체를 소중히 다루도록 해서 좋은 운동효과를 발휘하는데, 특히 신체를 건강하고 젊어지게 만들어 준다.

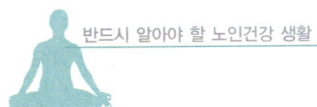
반드시 알아야 할 노인건강 생활

12 요가의 심신 안정 효과

다른 운동에 비해 요가는 워밍업이나 운동 후 심신의 안정에 아주 좋다. 왜냐하면 요가는 극히 온화한 수행법이기 때문이다. 요가의 자세는 쉽게 지도하는 이의 요구에 적응할 수 있다. 때문에 요가수련을 할 때에는 염좌와 기타 운동상해가 많이 발생하지 않는다.

13 요가의 릴렉스 효과

요가의 일련 동작은 대량의 에너지를 방출하고 육체와 정신상의 긴장을 해소시켜준다. 요가수련시 완전무결을 추구하는 것이 아니라 활동을 방해하는 경직과 긴장감 해소를 목적으로 삼아 요가의 동작을 배운다면 몸은 신전할 때마다 스트레스와 긴장상태에서 벗어나게 된다.

요가는 다년간 형성된 습관성 지체와 긴장을 풀어주고 다시 신체를 조정하고 통일한다. 또한 요가수행은 양호한 생활습관과 헬스습관을 길러 신체가 자연평형상태로 회복되게 한다. 요가는 생활습관을 점차 개선하여 내적인 평온함을 유지시켜준다. 마음이 편안하고 온화함, 기분이 상쾌함, 이런 상태가 바로 요가가 주는 심신의 효과이다.

14 요가는 당신으로 하여금 민감하고 현명해지게 한다

요가의 호흡법은 원기를 회복시키고 대뇌를 제어하여 평소 평온한 심리상태와 맑은 정신을 유지하게 해준다. 동시에 요가의 명상은 강인한 정신력과 의지력, 집중력을 가져다준다. 때문에 요가는 주위 세계를 더 많이 느끼고 인식하도록 하고 신체를 더욱 예민하게 한다. 나뭇잎도 더욱 생기가 있어 보이고 색채도 더욱 풍부해 보이며 음악을 들어도 전보다 더욱 많은 감흥을 느낄 수 있다. 그리고 주위 사람들의 장점을 더 잘 발견할 수 있고 그들의 나쁜 성격으로 인한 고민이 적어진다. 또한 식사를 할 때도 음식이 더 맛있게 느껴진다.

15 요가는 자신의 신체와 마음의 수요를 더 잘 알게 한다

요가수련 후에는 건강한 음식은 더 맛있게 느껴진다. 하지만 건강에 좋지 않고 지방이 많은 패스트푸드는 점점 맛이 없어진다. 요가사상에서는 신체와 호흡의 조절, 대뇌와 정서를 제어하면서 진정한 건강을 얻을 수 있다고 말한다.

16 요가는 수련자의 혈액을 맑게 해준다

요가수련은 혈액순환을 개선하고 신체를 정화하며 체중을 조절하고 지방을 효과적으로 제거해준다. 그밖의 효과로는 왜소한 사람의 체중을 증가시켜 건강체로 바꾸어주기도 한다.

17 요가는 신체를 질병의 괴로움에서 해방시켜 준다

요가는 요통, 어깨 결림, 불면증, 고혈압, 당뇨병 등의 질환을 개선한다. 요가사상에서는 건강을 구성하는 요소로 지속적인 신체자세훈련, 정확한 호흡, 충족한 휴식과 풀어주기, 명상을 통한 정신집중과 안정, 적극적이고 정면적인 사고, 건강하고 균형 있는 음식 등을 꼽는다. 요가수행이 이 모든 요소를 고려한 신체 단련방식 중의 하나이다.

요가의 자세는 신체의 모든 부위를 단련시킨다. 특히 근육, 관절, 척추와 골격계통을 펴주며 더 강건하게 한다. 요가 수련 자세는 골격에 효과가 있을 뿐만 아니라 내장기관, 호르몬 분비에도 작용한다. 요가 수련은 또한 정신에도 작용하여 신체의 모든 계통이 양호한 건강상태를 유지하도록 해준다.

18 요가는 완전무결한 신체의 라인을 만들 수 있다

요가에서는 신체를 하나의 큰 계통이라고 본다. 신체의 각 부분이 양호한 상태를 유지해야 건강하다. 요가의 많은 자세는 튼튼하고 아름다운 몸으로 만들어주는 효과를 발휘한다.

요가는 나이의 제한을 받지 않는다. 시간과 장소의 구속을 받지 않는다. 언제 어디서나 평온한 심경을 유지하고 끈질긴 태도만 있으면 요가를 수련할 수 있다. 요가가 주는 효과는 위에서 언급한 것보다 훨씬 많다.

19 요가 입문 수업설계

요가수련은 반드시 어느 자세를 수련해야 한다는 규정이 없다. 또 시작부터 끝까지 하나도 빠짐없이 해야 한다는 규정도 없다. 자신의 건강과 신체 상황에 맞게 점차 난이도를 높여 연습하면 된다. 신체의 유연성 부족으로 요가동작을 완성하기 어려워도 절대로 무리 해서는 안된다.

쉽게 배우는 요가

시간	체위	비고
5~10분	워밍업	예: 책 속의 4가지 표준적인 몸을 따뜻하게 만들기 체위, 부위에 따라 임의로 하나를 선택하면 된다.
40분	1. 앞으로 굽히기	예: 배부 신전 체위
	2. 뒤로 젖히기	예: 낙타 체위, 코브라 체위, 활 체위, 물고기 체위
	3. 앞으로 굽히기	예: 묶은 각 체위, 엎드린 묶인 각 체위
	4. 비틀기	예: 척추 비틀기 체위
	5. 앞으로 굽히기	예: 한쪽다리를 편 배부 신전 체위
	6. 서기, 평형	예: 예: 산 체위, 나무 체위, 춤 체위, 새 왕 체위, 전사 체위
	7. 물구나무서기	예: 쟁기 체위, 머리와 어깨로 물구나무서기 체위, 전갈 체위
10~15분	풀어주고 휴식하는 방법	예: 누운 사체 체위, 물고기 놀이 체위, 달 체위, 영아 체위
30분 내외	풀어주고 휴식하는 방법	수업 후의 정좌호흡과 명상

• 이 수업은 자신의 신체상황과 컨디션에 따라 조절할 수 있다.
• 한 가지 자세를 마칠 때마다 요가의 풀어주는 동작을 1분 내외로 실행한다.

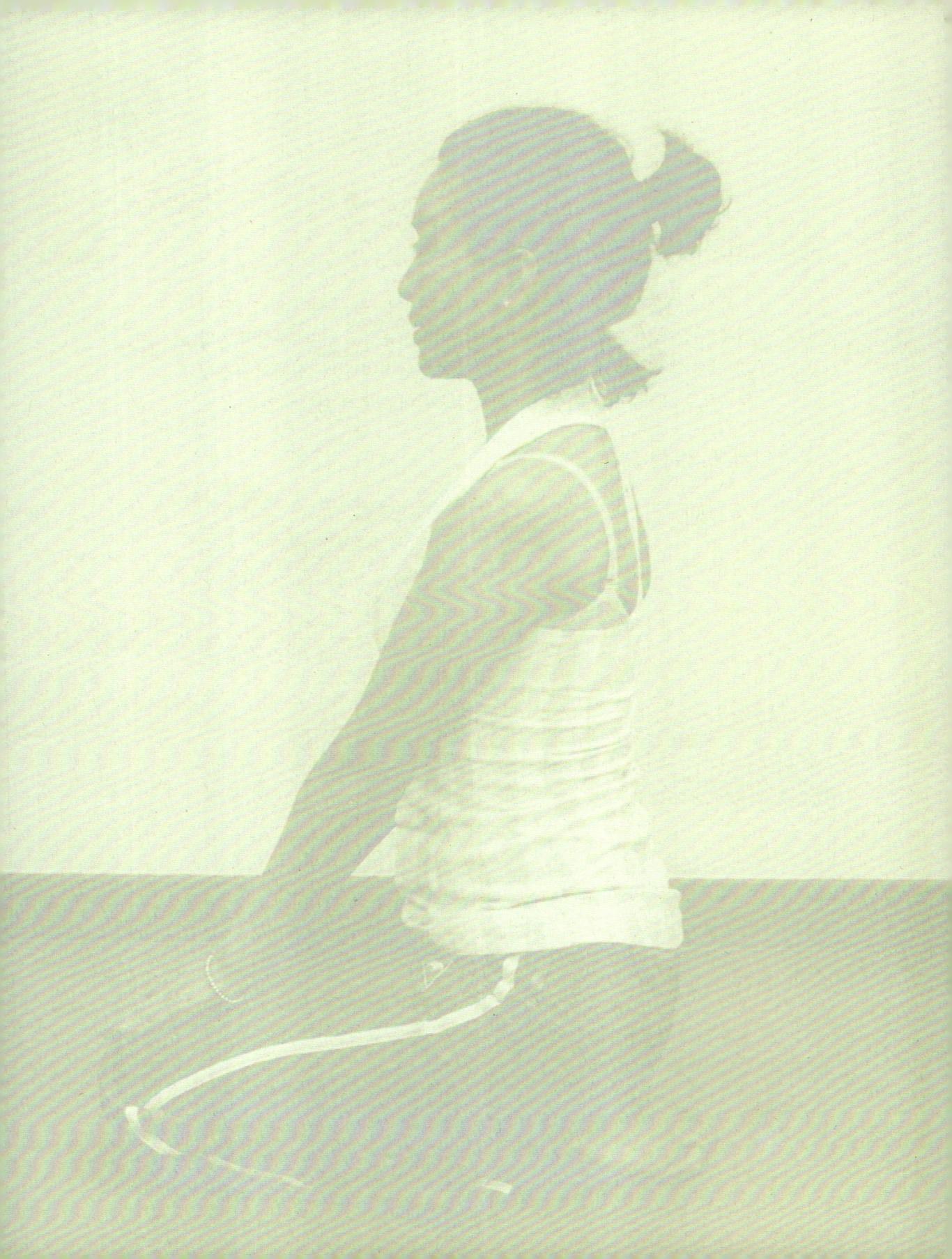

반드시 알아야 할 노인건강 생활

Section 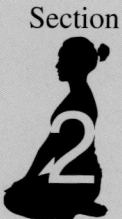 2

노인들도 따라하기 쉬운 건강한 요가테라피

반드시 알아야 할 노인건강 생활

요가 보조 용품을 잘 준비하여야 한다

요가의 동작은 머리부터 발끝까지 신체의 근력과 유연성을 높여주며 오랜 고질병도 치유한다.

요가보조 용품을 잘 준비한다.

많은 사람들은 요가수련 시 보조용품을 사용한다. 흔히 보게 되는 보조용품들로는 요가복, 요가매트, 요가 스트랩, 요가블럭 등이 있다. 요즘 유행하는 보조용품으로는 요가음악, 정유, 짐볼 등이 있다.

01 요가복

요가수련 시에는 편한 복장이 좋다. 신체를 자유자재로 움직이고 몸과 호흡이 제한을 받지 않아야 한다. 요가복은 심신이 풀어지게 하고 감각이 양호하며 더 빨리 요가상태로 들어가게 해준다. 때문에 요가복을 잘 선택하는 것도 아주 중요하다.

요가복의 재질은 일반적으로 땀을 흡수하고 통기성이 좋은 면이나 마직제품이 대부분이다. 면직물에 라이크라(lycra)성분의 재질을 첨가한 복장도 괜찮다. 복장의 탄성을 증가시킬 수 있기 때문이다. 요가복의 스타일은 간결하고 깔끔해야 한다.

요가복이 아니면 캐주얼 복장, 운동복과 T셔츠도 괜찮다.

요가복은 제때에 갈아입기 편하게 두 벌 이상 준비하는 것이 좋다. 고온 요가수련일 경우에는 특히 그러하다.

02 요가블럭

요가의 체위법에는 팔을 완전히 신전하거나 상체를 굽혀 바닥에 닿게 하는 동작들이 많다. 이는 초보자들은 따라하기가 어렵다. 이런 경우 요가블럭은 초보자들에게 아주 좋은 보조수단이 된다. 요가블럭은 채색의 고탄력 발포소재 EVA재질로 되어 있다. 요가블럭은 초보자의 신체신전을 도와준다. 수준이 높아지면 점차 요가블럭과 바닥의 거리를 조절하면서 점차적으로 신체를 유연하게 만들어 나중에는 요가블럭에 의지하지 않아도 되는 수준에 이른다.

예를 들어 몸을 앞으로 굽힐 때 요가블럭을 바닥에 놓고 양손이 요가블럭에 닿으면 된다. 손끝이 바닥에 닿으려면 무릎을 굽혀야 하지만 요가블럭이 있으면 완전히 무릎을 펼 수 있다. 마찬가지로 활 체위 또는 메뚜기 체위를 할 때에도 수준에 따라 허리 밑에 요가블럭을 놓고 도움을 받으면 자세를 취할 수 있다. 이렇게 하면 신체에 미치는 효과가 좋을 뿐만 아니라 수준이 빠르게 진보할 수 있다.

03 요가매트

요가매트를 선택할 때에는 반드시 전문제조사의 무취무독성 매트를 선택하여야 한다. 요가매트의 길이는 신장보다 길어야 하고 너비는 어깨너비보다 넓어야 한다. 두께는 1cm정도가 좋다. 요가매트는 일반적으로 PVC발포재로 만드는데 미끄럼방지, 방수, 방화, 먼지방지의 기능이 있다. 그리고 요가매트는 부상을 방지해준다. 요가매트는 수련자로 하여금 수련자세를 편안하고 동작을 더 정확하게 취할 수 있게 해준다. 또한 초보자에게는 더욱 빠르게 입문하게끔 도와준다.

반드시 알아야 할 노인건강 생활

04 요가 스트랩

　초보자는 요가의 많은 동작을 완성하기 어렵다. 예를 들어 왼쪽 다리로 서서 오른쪽 다리를 펴서 발가락을 잡아당기며 신전하는 동작이 그러하다. 초보자에게는 무릎을 굽히지 않으면 발가락을 잡기조차 어렵다. 이에 따라 요가수행에 따른 효과도 감소되는데 이때 요가 스트랩을 사용하여 동작을 완성할 수 있다.

　요가 스트랩은 아주 좋은 요가수련의 보조용품이다. 일반적으로 순 면사로 만드는데 양끝에 플라스틱으로 된 길이 조절단추와 금속으로 봉한 끝머리가 있다. 요가만곡도와 다리의 신전동작을 연습할 때 요가 스트랩으로 다리를 들거나 허리의 힘을 보조로 지탱할 수 있다. 요가 스트랩이 있으면 완성할 수 없는 동작을 편안하게 연습할 수 있을 뿐만 아니라 동작의 요구에 완전히 부합되게 되면서 동작의 완성도를 높이고 요가수행의 수준을 높여준다.

05 방향요법, 정유

　정유를 사용한 방향요법은 20세기 초부터 관심을 받기 시작하였다. 요가운동이 유행하면서 국내에서도 점차 인기를 얻기 시작했다.

　방향요법이 신체의 자연치유력을 높이고 심신의 번뇌와 신체의 평형을 조정하는데 일정한 효과가 있다. 덧붙여 정유방향요법을 사용하게 되면 요가수련자에게는 더욱 좋다. 그러나 정유를 사용하기 전에 자신의 신체에 적합한 정유를 선택하였는지 살펴보아야 한다.

　일반적으로 요가수련에 사용하는 정유는 우유향, 단향, 암난초, 설송 등이다. 그 중에서 자신에게 알맞는 몸을 풀어줄 수 있는 한두 가지를 선택하면 된다. 정유를 사용할 때에는 천천히 심호흡을 하여 정유의 냄

새가 호흡계통으로 들어가도록 한다. 이렇게 하면 마음을 풀어주고 하루의 일과를 돌이켜보게 하며 생각을 천천히 가라앉힐 수 있다. 심신이 안정되고 건강한 상태로 되돌아온다.

06 음악

요가수련 시 음악을 틀어놓음으로써 심신의 긴장을 풀어주는데 도움이 된다. 요가음악은 서정적이고 자연적이며 캐주얼한 것이 특징이다. 요가 음악을 통하여 무형의 대자연 에너지로 번잡한 사색을 정화하고 나아가 근육을 느긋하게 풀어주고 마음을 안정되고 온화하게 만들 수 있다.

07 요가 전용타올

요가 전용타올은 특수한 재질로 만들어져 사용할 때 안전하고 편하며 촉감이 부드럽고 섬세하며 땀을 잘 흡수한다.

요가수행의 일부 동작에서 배일 체위(拜日式)같은 경우 얼굴과 상반신을 바닥에 대야 하므로 이때 전용타올을 밑에 받쳐 얼굴을 보호하는 것이 좋다.

이외에도 요가수련과정 중 많은 땀을 흘리게 되는데 요가 전용타올로 땀을 닦아 몸을 깨끗하게 유지할 수 있다.

08 짐볼

재활치료기구인 짐볼은 현재 요가수련에서도 많이 사용하고 있다. 짐볼의 특징은 구류가 잘 구르는 특성을 이용하여 몸이 비(非)평형상태일 때 조절하도록 돕는다. 평형을 유지하려면 근육을 풀어줘야 하는데 이때 신경을 풀어주고 긴장을 해소하는 효과가 있다. 짐볼은 강력한 지탱능력을 가지고 있다. 체중을 지탱할 수 있을 뿐만 아니라 뛰어난 탄성은 운동할 때 충격을 완화시킨다.

 체적이 큰 짐볼은 요가수련중에 처음으로 높은 단계연습을 하는 수련자에게는 더없이 좋은 보조기구이다. 어려운 지체 신전이나 높은 단계 동작훈련이라 할지라도 짐볼을 이용하면 연습의 요구수준에 도달할 수 있고 동작을 빠르게 익힐 수 있다.

Section 02

요가의 기본 좌법 여섯가지

01 가부좌

오른발 발뒤꿈치를 왼쪽 대퇴근부(大腿根部)에 대고 왼쪽 발꿈치는 오른발의 발등에 댄다. 좌우를 바꾸어도 된다. 양반다리와 같은 자세인데 초보자에게 적합하다.

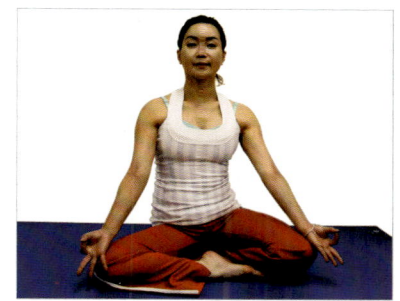

02 반연화좌

앉아서 양다리를 앞으로 편 다음 오른쪽 소퇴를 접어 오른쪽 발바닥을 왼쪽 대퇴내측에 대고 왼쪽 소퇴를 접어서 왼발을 오른쪽 대퇴위에 놓는다. 머리, 경부, 몸은 일직선을 유지한다. 이 자세는 연화좌에 적응할 수 있게 해준다.

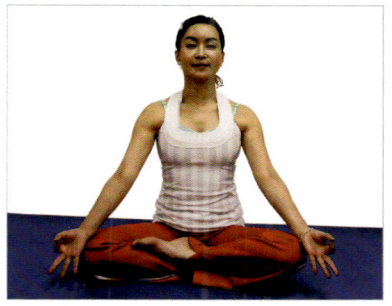

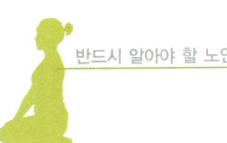

반드시 알아야 할 노인건강 생활

03 연화좌

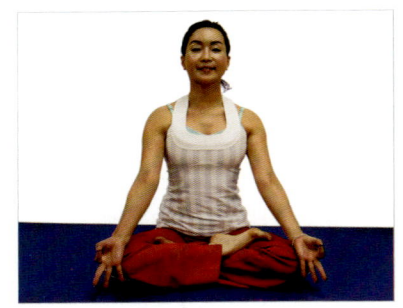

앉아서 양다리를 앞으로 편 다음 양손으로 왼발을 잡아서 오른쪽 대퇴위에 놓고 발뒤꿈치는 배꼽 아래쪽에 놓고 발바닥이 위로 향하게 한다. 그런 다음 양손으로 오른발을 잡아서 왼쪽 소퇴 위로 당긴 다음 왼쪽 대퇴 위에 놓는다. 오른쪽 발뒤꿈치를 배꼽 아래 위치로 놓고 척추는 곧게 펴고 가능한 양 무릎이 바닥에 닿도록 한다.

04 지선좌

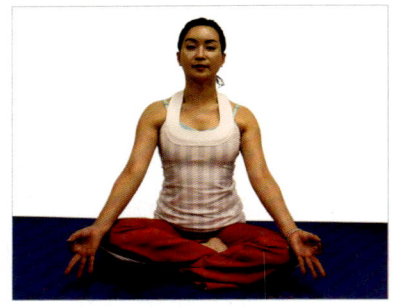

앉아서 양다리를 앞으로 편 다음 왼쪽 소퇴를 접어 양손으로 왼발을 잡아서 발뒤꿈치로 회음부를 단단히 받쳐주고 발바닥은 오른쪽 대퇴에 댄다. 그리고 오른쪽 소퇴를 접어 오른발을 왼쪽 발목 위에 놓고 오른쪽 발뒤꿈치를 치골에 대고 발바닥과 몇 개의 발가락은 왼쪽 다리의 대퇴와 소퇴의 가운데에 놓고 등, 경부와 두부는 곧게 세운다. 가능한 이 자세를 오랫동안 유지하도록 한 다음 양발을 내려놓고 잠간 휴식하였다가 양발의 위치를 교체하여 연습한다.

05 무릎 꿇은 자세

양발의 모지를 붙이고 발바닥은 신체 양쪽으로 가게끔 하고 엉덩이는 발바닥에 앉는다. 배꼽이 앞으로 튀어 나오고 엉덩이를 뒤로 잡아당긴다고 상상하면 상반신이 자연히 곧게 펴지고 아름다운 자세를 유지할 수 있으며 발 위의 무게가 가벼워지며 발이 쉽게 저리지 않는다.

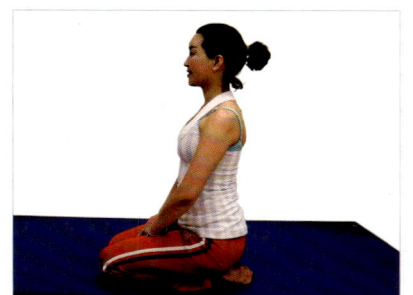 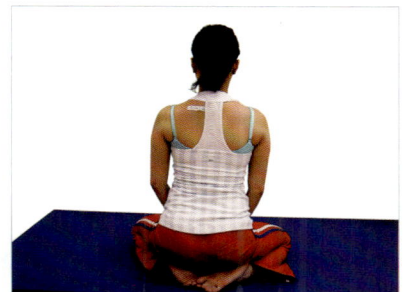

06 싯다스와루프좌

앉아서 양다리를 앞으로 편 다음 양손을 관골 옆에 놓고 손바닥이 아래로 향하게 만들고 양손이 신체를 위로 들어주게 한다. 왼발을 엉덩이 밑에 놓고 오른쪽 발뒤꿈치가 위로 향하여 항문 부위를 마주하게 한다. 항문 괄약근을 수축하고 항문이 수축되었을 때 발뒤꿈치에 앉아서 발뒤꿈치로 수축된 항문을 받치고 왼발을 회음 부위로

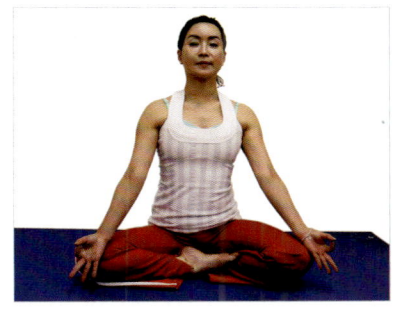

반드시 알아야 할 노인건강 생활

가져온다. 온몸의 무게를 왼발뒤꿈치 위에 놓는 앉은 자세를 계속 유지하고 양손은 양 무릎 위에 놓는다.

반드시 알아야 할 요가호흡법

01 호흡은 매우 중요하다

요가수련에서는 호흡법을 배우지 않으면 안 된다. 올바른 호흡법은 신체건강에 매우 중요하며 마음의 안정에도 도움이 된다. 또한 요가 호흡법은 생명의 에너지를 온몸에 흘러가도록 한다. 때문에 호흡을 조절하는 법을 배우는 것은 요가수련과정에서 필수적인 요소이다.

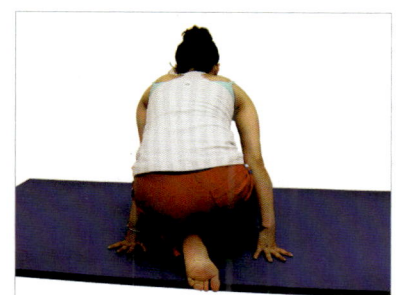

요가호흡 중의 일부 호흡조절테크닉은 익히기 어렵다. 겉으로는 쉬운 것 같지만 실은 그렇지 않다.

가르쳐주는 사람이 없는 상황에서 복잡한 요가호흡술을 연습하게 되면 인체에 해로울 수도 있다. 때

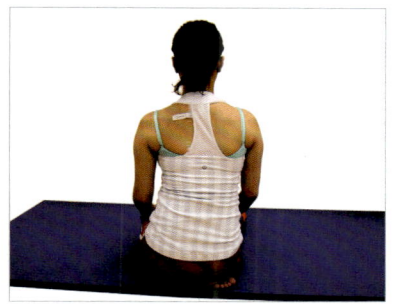

문에 복잡한 호흡법을 연습할 때 현기증이 나면 즉시 정지하고 정상호흡으로 돌아와야 한다.

그러나 초보자와 일정한 경험이 있는 사람들은 일부 간단한 호흡테크닉은 연습할 수 있다. 수준에 맞는 호흡훈련 지도에 따라 차근차근 해나가면 된다.

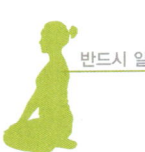

반드시 알아야 할 노인건강 생활

02 올바른 자세를 취해야 한다

    연습할 때 폐는 충분히 확장하여야 한다. 폐를 충분히 확장시키려면 척추를 곧바로 세우고 가슴을 편 자세를 연습하여야 한다.

    가부좌는 호흡법 연습의 가장 이상적인 자세이다. 가부좌 자세가 신체의 평형과 지면의 접촉을 유지하기 때문이다. 누운 사체 체위도 이 연습을 할 수 있다. 이 자세는 내장기관을 가장 건강한 위치에 있도록 해주는데 모든 신체의 계통이 호흡연습에서 제일 많은 효과를 발휘한다.

03 호흡을 시작한다

    양손을 늑골부위에 얹고 천천히 심호흡한다. 들이마실 때 늑골은 확장하고 횡격막이 아래로 이동하여 복부의 기관을 마사지한다. 내쉴 때는 횡격막이 위로 이동하여 가볍게 심장을 마사지한다.

    간이좌와 연화좌 자세로 앉고 척추를 가능한 곧게 하고 손은 등뒤로 해서 엉덩이를 들어주어 좌골에 단정하게 앉는다. 위로 척추를 신전하고 목을 신전하고 머리를 들고 가슴을 펴고 어깨를 풀어주고 양손은 배꼽 아래 단전 부위에 놓는다. 심호흡을 한다. 양손은 호흡에 따라 천천

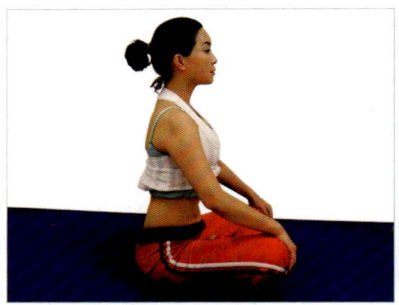

▶그림1 숨을 내쉰다

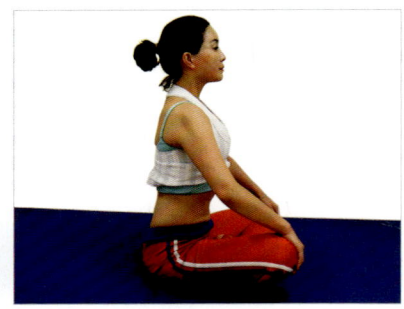

▶그림2 숨을 들이마신다.

히 상하로 오르내린다.

양손을 견갑골 아래에 놓는다. 팔은 풀어주고 팔꿈치는 바닥을 향해 드리운다. 흉강이 완전히 확장될 때까지 천천히 심호흡을 하면 양손은 들리게 된다.

이 테크닉은 호흡에 대한 의식을 강화하고 횡격막을 확장시켜 폐가 산소를 충분히 흡입하게 한다.

반드시 알아야 할 노인건강 생활

대표 요가호흡법

01 호흡의 왕 – 복식호흡

　복식호흡을 하기 전에 반드시 창문을 활짝 열어서 방안의 혼탁한 공기를 내보내고 신선한 공기가 들어오게 하여야 한다. 매트를 준비하고 편하고 환기가 되는 복장을 하여야 깊이 있게 복식호흡을 진행할 준비가 끝난 상태가 된다.

　수련자는 연화좌이나 다른 좌법을 사용할 수 있다. 숨을 들이마실 때 복부가 부풀어 오르고 호흡은 가능한 평온하게 한다. 내쉴 때는 복부가 자연스럽게 들어가게 된다. 한 손은 흉부 늑골에 놓고 다른 한 손은 복부에 놓고 더욱 직관적으로 복식호흡을 감수한다.

　연습할 때 매트를 반으로 접어서 엉덩이 밑에 놓는다. 요통이나 다리가 너무 시큰하면 매트를 좀더 높게 받치면 된다. 초보자라면 매트의 높이가 높을수록 허리와 무릎이 받는 압력이 작아져 복부가 자연히 앞으로 나오고 복식호흡이 쉬워진다. 나중에 복식호흡에 숙련되면 매트의 도움이 없이도 쉽게 복식호흡과 명상에 들어가게 된다.

02 심신을 정화하는 풀무호흡

　풀무호흡은 인도 전통의학에서는 '불의 호흡'이라고 불리운다. 급속호흡은 지방을 산화시키는데 2마일을 달리는 효과가 있다. 급속하고 강렬한 풀무호흡은 점액질과 독소를 제거하고 다이어트와 신심을 정화하는 효과가 있다. 또한 풀무호흡은 열을 방출하고 주의력을 집중시키며 불붙은 마음을 안정시키며 여름에는 더위를 이겨내는 비법이 되기도 한다.

풀무호흡 시 반연화좌로 앉아 복부에 양손을 댄다. 호흡할 때 가볍게 누르며 하복부가 충분히 운동하게 한다. 만약 격렬하게 호흡할 수 있다면 명상좌 자세로 앉는다. 강렬호흡은 하복부가 일정한 속도로 리듬 있게 신속히 운동할 것을 요구한다. 때문에 반드시 복식호흡이 숙련된 상황에서 풀무호흡을 진행해야 한다. 이 호흡과 복식호흡은 같은 요령이 있다.

신속하게 1초에 들이마시고 1초에 내쉬는데 현기증이 날 때까지 지속한다. 한 세트에 10~15회, 반복하여 약 3세트, 충분히 익숙한 다음 한 세트에 100회 좌우 격렬호흡을 진행한다. 잠깐 휴식한 다음 300회 좌우로 반복한다.

풀무호흡 마지막에는 최대한도로 들이마시고 잠깐 숨을 멈춘 다음 다시 천천히 내쉬는 숨을 멈추는 호흡법으로 끝낸다.

03 건강과 지혜의 극점 – 숨을 멈추는 호흡

숨을 멈추는 호흡은 흡입한 공기를 참고 있다가 다시 내쉬는 방법이다. 이런 호흡법에 대하여 여러 가지 논의가 있다. 어떤 수행자는 이렇게 숨을 참으면 신경에 부담이 커지므로 아주 부자연스러워 가능한 피해야 한다고 말한다. 반대로 다른 수행자는 수행의 목적에 이르기 위하여 반드시 숨을 참는 연습을 해야 한다고 주장하기도 한다.

일반적으로 숨을 참는 방법은 반드시 괄약근의 수축과 바른 자세, 정화법을 완성한 후에야 실시한다.

들이마시는 동시에 괄약근을 수축하고 잠깐 숨을 참은 다음 내쉴 때 괄약근을 이완한다. 이때 들이마시기, 참기, 내쉬기의 최종비례는 1:4:2이다. 그러나 처음에는 자신의 상황에 따라 점차적으로 천천히 시간을 늘려나가야 한다. 무리하게 이 규칙을 지켜서는 안 된다. 1:1:2로부터 1:2:2로 점차적으로 증가할 수 있다. 나중에는 1분간 들이마시고 4분간 숨을 멈추고 2분간 내쉰다. 만약 호흡이 정지한 감각이라든가 현기증이 나면 무리하게 숨을 참아서는 안 된다.

04 심신 균형을 돕는 교대호흡

교대호흡은 고도의 호흡조절방식이다. 일정한 연습을 경과해야 수행할 수 있다. 그러나 이 호흡법은 호흡계통에 매우 유익하다. 신체의 에너지 흐름의 평형을 돕는다. 교대호흡은 양 콧구멍으로 번갈아 호흡하는 방법이다. 양쪽 콧구멍으로 번갈아가며 에너지를 같은 분량으로 우맥과 좌맥으로 흐르게 한다. 게다가 대뇌의 좌반구와 우반구를 연합시켜 신체내의 각 계통이 효과적으로 작용을 발휘하게 한다. 내쉬는 시간이 들이마시는 시간의 2배이므로 막혀있는 공기와 독소가 체외로 배출된다. 이는 호흡계통에 매우 좋다.

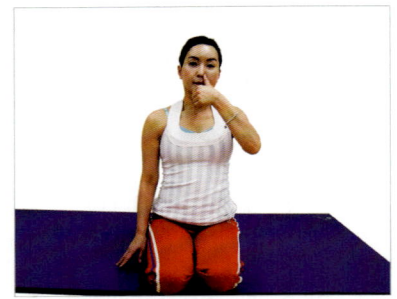
▶그림 모지로 왼쪽 코 구멍을 막다.

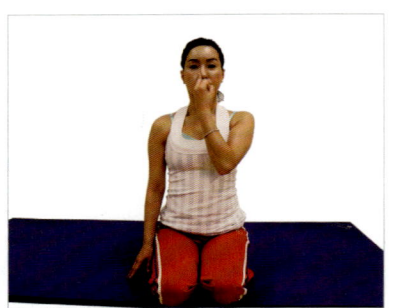
▶그림 소지와 약지로 왼쪽 코 구멍을 막다.

시작할 때 모지로 오른쪽 콧구멍을 막고 왼쪽 콧구멍으로 들이마신다(그림1). 그런 다음 숨을 참고 여덟까지 센다. 그리고 모지를 치우고 소지와 약지로 왼쪽 콧구멍을 막는다

(그림2). 오른쪽 콧구멍으로 내쉬며 4까지 센다. 다시 양 콧구멍을 막고 숨을 참고 여덟까지 센다. 다음 다시 처음으로 돌아온다.

주의할 점은 이 자세를 할 때 허리와 등이 굽으면 안 된다. 척추를 곧게 펴야 한다. 손의 자세는 식지와 중지를 장심으로 합치고 다른 손가락은 자연스럽게 한다.

05 전신의 관절을 전부 열어라

전신의 관절을 전부 여는 것은 신체의 유연성을 증가하기 위한 준비동작이다. 동작의 중점은 신체활동 범위를 높이는 게 아니라 신체와 동작의 안정을 의식하게 하기 위해서다. 집중하여 동작들을 한다면 온몸을 뜨겁게 하여 후속동작도 쉬워진다.

06 경부 회전

- **효능** 요가자세를 하기 전에 우선 경부 회전 동작으로 경부의 근육을 풀어준다. 부상을 방지할 뿐만 아니라 신체로 하여금 쉽게 자극을 감수할 수 있게 하고 효과를 증진시킨다.

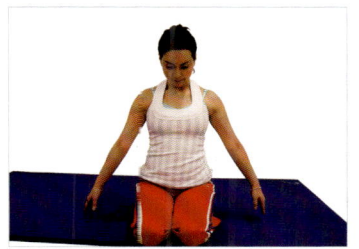

- **주의** 반등력을 이용하지 말고 경부근육의 신전을 감각하는 것을 요점으로 한다.

- **절차**
  1) 숨을 내쉬며 머리를 아래로 드리운다. 경부 뒤쪽의 근육을 펴서 경추

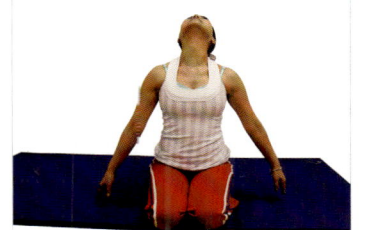

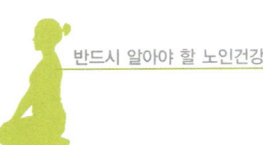

가 팽팽한 감각이 있게 한다. 숨을 들이마시면서 원위치로 돌아온다.

2) 숨을 내쉬며 머리를 가능한 뒤로 젖힌다. 경부 근육의 신전을 온몸으로 느낀다. 숨을 들이마시면서 원위치로 돌아온다.

3) 숨을 내쉬면서 머리를 오른쪽으로 천천히 구부린다. 숨을 들이마시면서 원위치로 돌아온다.

4) 숨을 내쉬며 머리를 왼쪽으로 천천히 구부린다. 숨을 들이마시면서 원위치로 돌아온다.

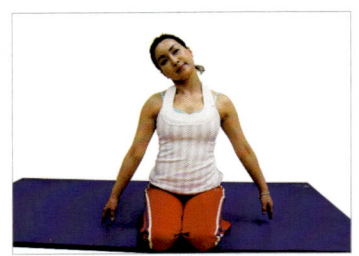

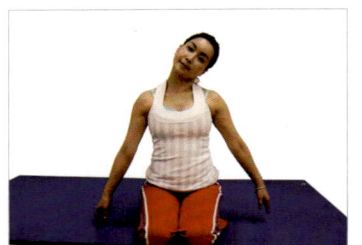

07 몸 비틀기

• **효능** 이 동작은 전신의 근육과 관절, 척추, 내장을 풀어준다.

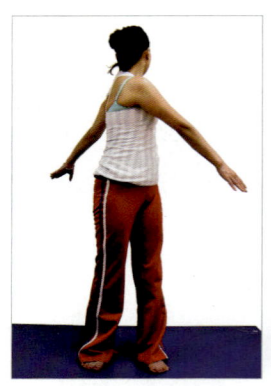
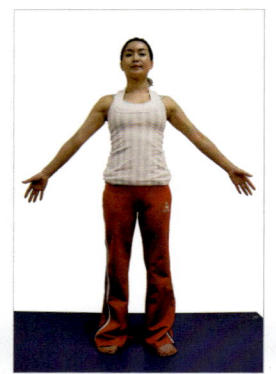
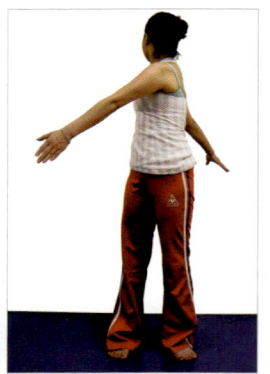

- **주의** 몸 비틀기 중에도 호흡을 잊어서는 안 된다. 동작과 호흡을 맞춰 '후후'소리 나게 힘있게 숨을 내쉰다. 척추를 축으로 하고 이 축과 발바닥이 움직이지 않는 것이 중요하다.
- **절차**
  1) 양발을 어깨 너비만큼 벌리고 척추를 바르게 세운다.
  2) 양팔의 힘을 빼고 양손을 내던지듯이 좌우로 서로 교차하면서 상반신을 비튼다.

08 골반관절 A를 열다

- **효능** 신경계통을 자극하여 난이도가 높은 요가동작을 도전하기 위한 준비 동작이다. 동시에 골반의 기본위치를 장악한다.

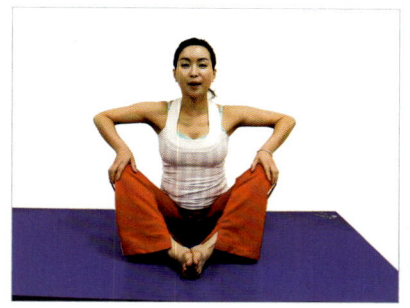 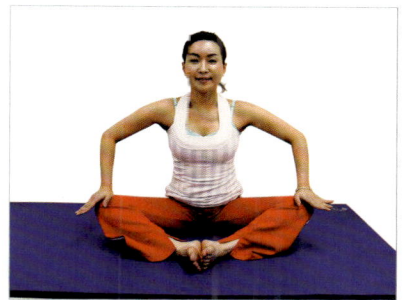

- **주의** 자연스러운 호흡상태를 유지한다. 호흡을 너무 힘있게 하지 않는다.
- **절차**
  1) 양발의 발바닥을 합쳐서 대퇴끝머리에 가까이 하고 손바닥은 무릎에 놓는다.
  2) 양 무릎을 상하로 리듬 있게 누르며 고관절을 움직인다.

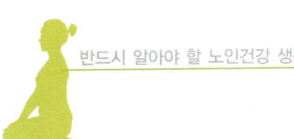

반드시 알아야 할 노인건강 생활

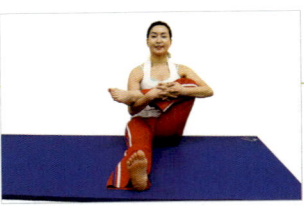

09 골반관절 B를 열다

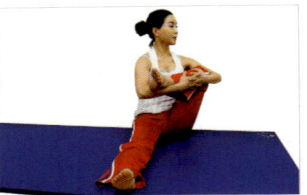

- **효능** 고관절 외측을 신전하여 골반강부위을 활동시켜 이 부위의 혈액순환이 강화되어 생식계통 전부를 강건하게 한다.
- **주의** 오른쪽과 왼쪽 전부를 연습하여야 비로소 끝난다.
- **절차**

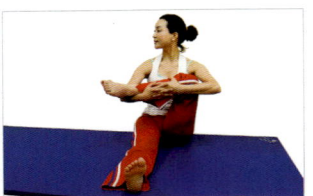

1) 양다리를 곧게 펴서 바닥에 앉는다. 오른쪽 무릎은 굽히고 양손으로 오른쪽 소퇴를 들어서 안는다.

2), 3) 자연적인 호흡을 유지하면서 좌우로 관골 부위를 흔든다. 흔드는 폭은 자신의 상황에 따라서 쾌적하게끔 하면 된다. 5~6회 흔든다.

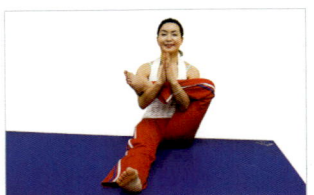

4), 5) 고관절이 유연해지면 다시 양손을 소퇴 내측에서 바깥으로 소퇴를 팔꿈치 관절 내측에 놓고 양손을 합장한다. 자연적인 호흡을 유지하면서, 동시에 좌우로 관골 부위를 흔든다. 가능한 척추를 곧게 펴고 소퇴는 가슴에 가까이 댄다. 5~6회 흔든 다음 천천히 정지한다.

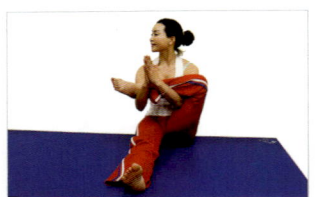

6) 숨을 들이마실 때 소퇴를 들어올린다. 숨을 내쉴 때 오른발을 왼쪽 귀에 가까이 댄다. 3~5회의 호흡을 유지한다. 오른쪽 다리를 놓고 왼쪽 다리를 교환해

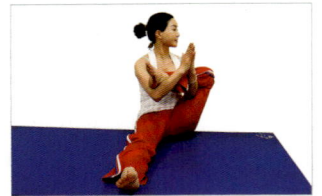

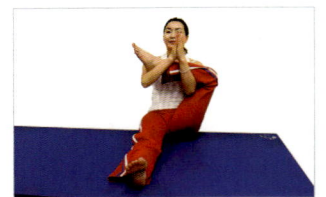

서 연습한다.
연습방법은 위와 같다.

10 고관절을 열다

- **효능** 상반신을 안정시키고 관골의 굴근(屈肌)을 풀어주고 복근, 관골의 굴근과 골반의 바른 위치를 감수한다.
- **주의** 신체가 움직이면 안 된다. 동작이 크고 막힘이 없어야 한다. 호흡도 거침없어야 하며 동작과 충분히 결합하여야 한다.
- **절차**

1) 무릎을 세워서 좌우 양손을 크게 벌리고 앉는다. 손은 등뒤의 바닥에 놓고 상반신을 지탱한다. 숨을 내쉬며 양다리를 왼쪽으로 기울어 넘어지게 한다.

2) 숨을 들이마시며 원상태로 회복한다. 숨을 내쉬며 오른쪽으로 기울어 넘어지게 한다. 엉덩이가 움직이지 말고 반복하여 진행한다. 누워서 동작을 취할 수도 있다.

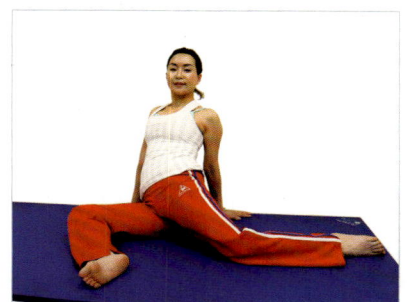 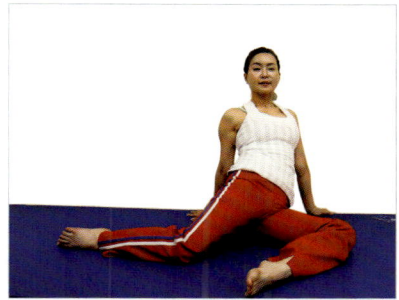

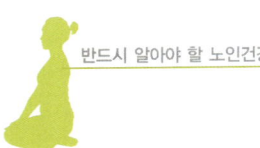

워밍업 네 가지 동작

01 배일 체위(拜日式)

1) 직립 합장 체위

양발을 합쳐 직립자세를 취한 다음 가슴 앞에서 합장한다. 합장 시 손과 팔꿈치가 아래로 드리워서는 안 된다. 호흡을 3회 진행한다.

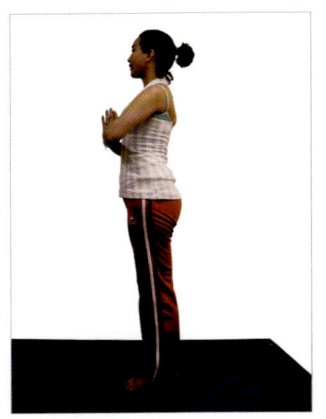

2) 서서 뒤로 젖히기 체위

숨을 들이마시며 양손을 위로 들고 손과 팔꿈치를 벌리지 말고 확실하게 팔을 펴고 내쉬며 가능한 몸을 뒤로 젖힌다. 시선은 뒤에 있는 천장으로 향한다. 신체를 뒤로 펴면서 직립 자세를 유지하며 호흡을 3회 진행한다.

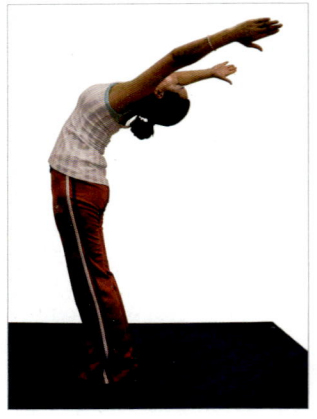

3) 서서 앞으로 굽히기 체위

숨을 들이마시며 상체를 원위치로 회복하고 숨을 내쉬며 상체를 앞으로 굽힌다. 손바닥을 양발의 옆에 놓고 가능한 만큼 얼굴을 다리에 가까이 한다. 이때 무릎은 굽히면 안 된다. 자세를 유지하면서 호흡을 3회 진행한다.

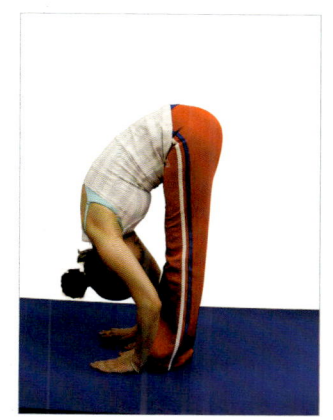

4) 오른쪽 다리를 뒤로 펴기 체위

숨을 들이마시며 상체를 원위치로 회복한다. 오른쪽 다리를 뒤로 펴고 발뒤꿈치를 든다. 숨을 내쉬며 허리와 등을 펴고 앞에 있는 발의 뒤꿈치를 들면 안 된다. 자세를 유지하면서 호흡을 3회 진행한다.

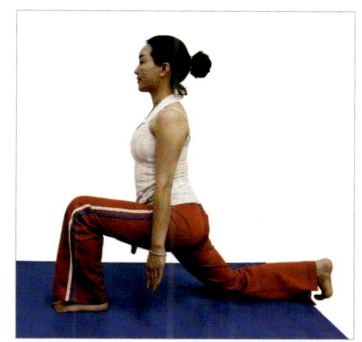

5) 오른쪽 다리를 뒤로 편 변형 체위

양손을 합장하고 숨을 들이마시며 양손을 위로 쳐든다. 숨을 내쉬며 가능한 상체를 뒤로 젖힌다. 팔을 굽히지 않도록 주의한다. 시선은 뒤쪽 천장을 바라본다. 경부를 펴고 자세를 유지하면서 호흡을 3회 진행한다.

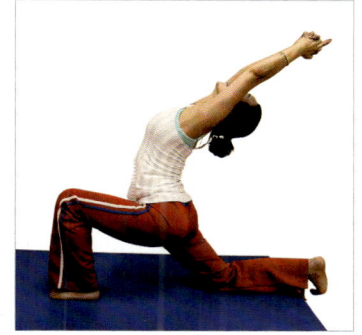

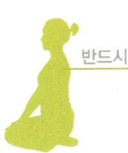

6) 산마루 체위

손은 왼발의 양쪽에 놓고 왼발을 뒤로 이동한다. 발뒤꿈치는 들지 말고 무릎은 편다. 머리는 양손 내측에 놓고 숨을 들이마시며 허리를 위로 들어준다. 신체가 피라미드형을 이루게 만든다. 숨을 내쉬며 등을 오목하게 들어가게 한다. 피라미드 자세를 유지하면서 호흡을 3회 진행한다.

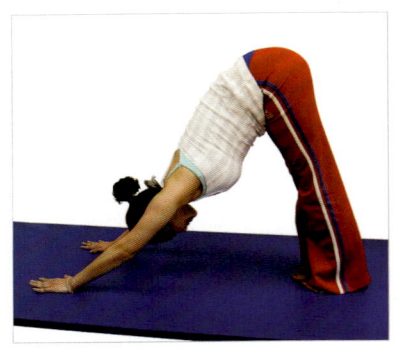

7) 가슴을 바닥에 붙이기 체위

숨을 들이마시며 신체의 중심을 앞으로 이동시킨다. 팔꿈치를 굽히고 무릎, 가슴, 턱을 바닥에 붙인다. 자세를 유지하면서 호흡을 3회 진행한다.

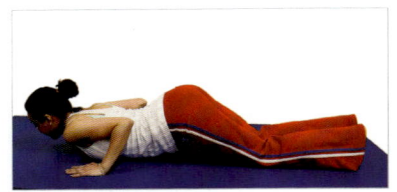

8) 개가 달을 바라보기 체위

숨을 들이마시며 발끝을 펴고 발뒤꿈치를 합치고 치골을 바닥에 누른다. 어깨가 들리지 않도록 주의한다. 숨을 내쉬며 상체를 뒤로 젖힌다. 시선은 뒤쪽 천장을 향한다. 자세를 유지하면서 호흡을 3회 진행한다.

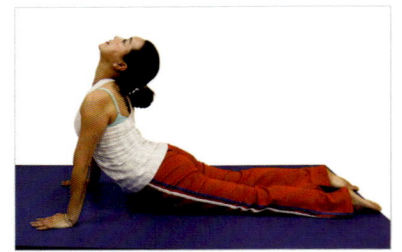

9) 왼쪽 다리를 뒤로 펴기 체위

숨을 들이마시며 오른발을 앞으로 내딛는다. 왼쪽 다리를 뒤로 펴고 발뒤꿈치를 든다. 숨을 내쉬며 허리와 등을 펴고 오른발의 뒤꿈치를 들면 안 된다. 자세를 유지하면서 호흡을 3회 진행한다.

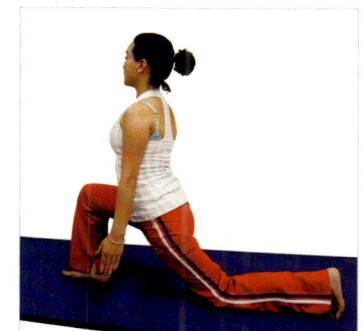

10) 왼쪽 다리를 뒤로 편 변형 체위

양손을 합장하고 숨을 들이마시며 양손을 위로 치켜든다. 숨을 내쉬며 가능한 만큼 상체를 뒤로 젖힌다. 팔을 굽히지 않게 주의하여야 한다. 시선은 뒤쪽 천장을 바라본다. 경부를 펴고 자세를 유지하면서 호흡을 3회 진행한다.

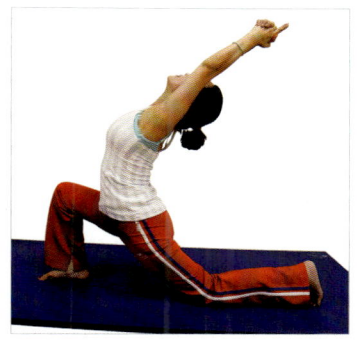

• 효과
1) 몸을 덥혀주고 경락을 잘 통하게 하며 신체의 유연성을 증가시키고 운동상해를 방지한다.
2) 근육과 근골을 풀어 혈맥과 경락이 잘 통하게 하며 근육과 근골의 유연성을 증가시킨다.
3) 혈액순환을 촉진시키고 질병에 대한 저항력과 면역력을 강화시킨다.
4) 신경과 내분비계통을 조정하고 심폐기능을 강화시켜준다.

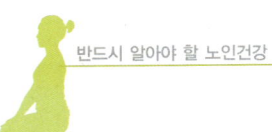

반드시 알아야 할 노인건강 생활

02 건강요가 워밍업

1) 영아 체위

천장을 보며 바로 누운 다음 숨을 들이마시며 양손으로 무릎을 안는다. 등을 구부리고 턱을 거두고 내쉬며 턱을 가능한 무릎에 가까이 한다. 자세를 유지하면서 호흡을 3회 진행한다.

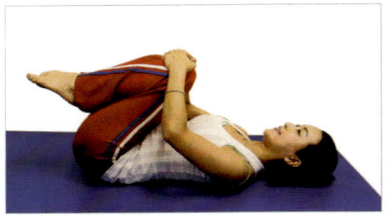

2) 다리 벌리기 체위

숨을 들이마시며 머리를 바닥에 놓고 왼쪽 다리를 편다. 양손으로 오른쪽 다리를 안고 숨을 내쉬며 오른쪽 다리를 복부 쪽으로 내리누른다. 자세를 유지하면서 호흡을 3회 진행한다.

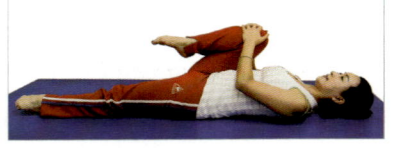

3) 다리 벌리기 변형 체위 I

숨을 들이마시며 손을 놓고 양손으로 오른쪽 발의 발목을 잡고 숨을 내쉬면서 오른쪽 다리를 펴서 가슴 쪽에 가까이 한다. 발끝은 머리 앞에서 움직이지 않는다. 자세를 유지하면서 호흡을 3회 진행한다.

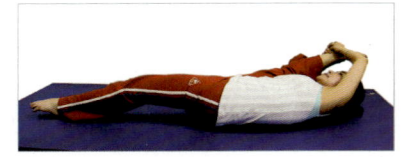

4) 다리 벌리기 변형 체위 Ⅱ

숨을 들이마시며 턱을 가두고 머리를 든다. 숨을 내쉬며 소퇴를 얼굴에 가까이 붙인다. 자세를 유지하면서 호흡을 3회 진행한다.

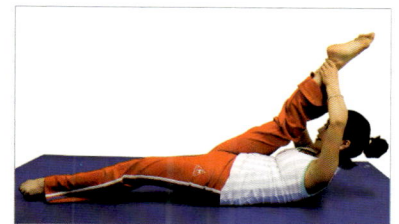

5) 다리(橋) 변형 체위 Ⅰ

숨을 들이마시며 머리를 바닥에 내려놓고 양팔을 어깨높이로 벌리고 왼쪽 무릎을 세운다. 숨을 내쉬며 허리를 들고 오른쪽 다리는 위로 펴고 자세를 유지하면서 호흡을 3회 진행한다.

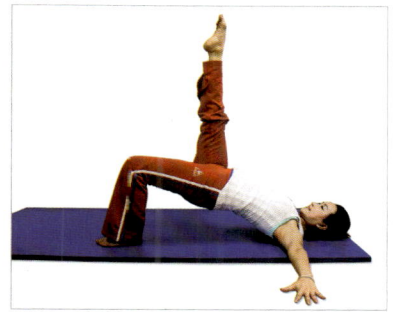

6) 다리(橋) 변형 체위 Ⅱ

숨을 들이마시며 오른쪽 다리를 내려놓고 숨을 내쉬며 허리를 다시 들어올리고 자세를 유지하면서 호흡을 3회 진행한다.

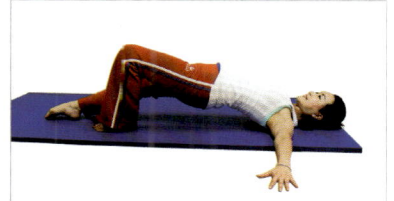

7) 앙와위 척추 비틀기 체위

숨을 들이마시며 허리를 바닥에 내려놓는다. 숨을 내쉬며 오른쪽 다리를 위로 들어서 왼쪽으로 기울인다. 오른발을 거의 바닥에 닿게 하고 얼굴은 오른쪽으로 향하고 자세를 유지하면서 호흡을 3회 진행한다.

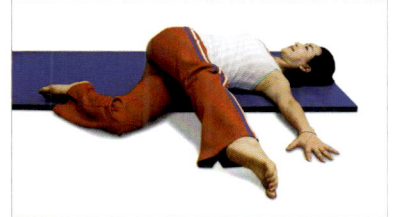

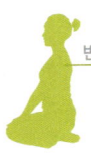

8) 십자 체위

숨을 들이마시며 오른손으로 왼발의 모지를 잡고 왼손으로 오른발의 모지를 잡는다. 얼굴은 오른쪽으로 향하고 숨을 내쉬며 가능한 다리를 벌린다. 자세를 유지한 상태에서 호흡을 3회 진행한다.

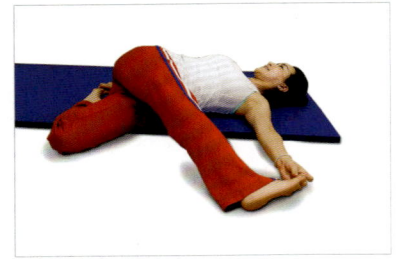

여덟 가지 동작을 마친 후에 1의 동작으로 돌아와 방향을 바꾸어 실행한다.

- 효과
  1) 몸을 비틀고 허리와 다리를 펴서 소화기관을 자극한다.
  2) 한 번을 한 다음 좌우를 교체하여 다시 한 번 실행한다. 혈액순환을 촉진하고 체내의 독소를 배출한다.
  3) 위장의 건강을 보호하고 질병을 예방한다.

03 아름다운 요가 워밍업

1) 낙타 변형 체위

양 무릎을 바닥에 대고 가볍게 양다리를 벌린다. 숨을 들이마시며 양손을 위로 쳐든다. 숨을 내쉬며 상체를 가능한 뒤로 젖힌다. 자세를 유지하면서 호흡을 3회 진행한다.

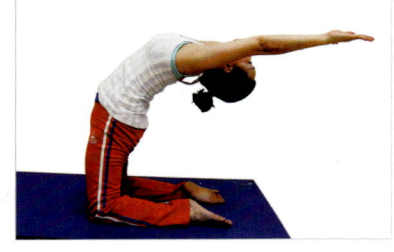

2) 흔들기 변형 체위

숨을 들이마시며 원 위치로 돌아온다. 손을 머리 뒤에서 교차한다. 오른쪽 다리를 옆으로 펴서 내민다. 발가락도 옆을 향한다. 내쉬며 상반신을 오른쪽으로 기울인다. 왼쪽 겨드랑이를 가능한만큼 펴준다. 자세를 유지하면서 호흡을 3회 진행한다.

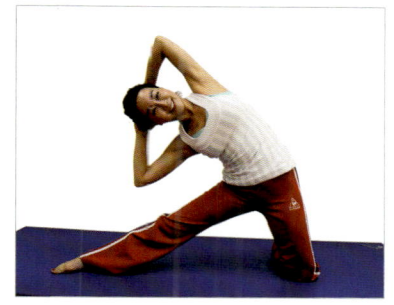

3) 한쪽 다리만 편 전굴 체위

숨을 들이마시며 상체를 원 위치로 회복한다. 왼쪽 다리만 굽혀 앉는다. 수장은 앞의 바닥에 놓고 숨을 내쉬며 상체를 앞으로 굽힌다. 자세를 유지하면서 호흡을 3회 진행한다.

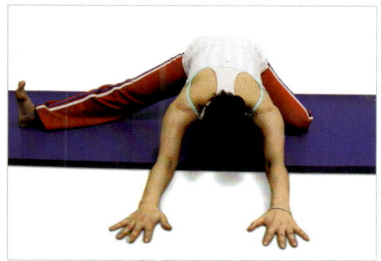

4) 종달새 변형 체위

숨을 들이마시며 상체를 원 위치로 회복한다. 신체를 우측으로 돌리고 체중을 오른발 뒤꿈치에 놓고 왼쪽 다리는 뒤로 편다. 손가락은 서로 교차시켜 손바닥이 위로 향하게 하고 내쉬며 양손을 위로 쳐든다. 상체는 뒤로 젖히고 자세를 유지하면서 호흡을 3회 진행한다.

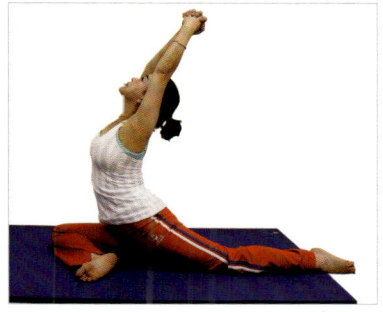

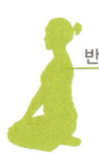

5) 왼쪽 다리를 뒤로 편 변형 체위

숨을 들이마시며 상체를 원 위치로 회복한다. 오른쪽 무릎을 세운다. 오른손은 오른쪽 무릎에 놓고 왼손은 어깨높이만큼 들고 숨을 내쉬며 상체를 왼쪽으로 돌린다. 자세를 유지하면서 호흡을 3회 진행한다.

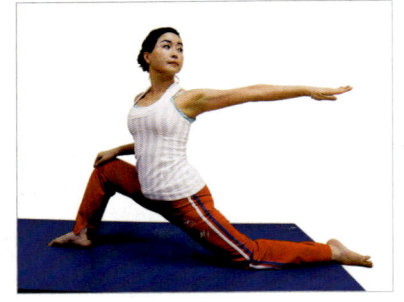

6) 기립 전굴 변형 체위 I

숨을 들이마시며 상체를 원 위치로 회복한다. 양손과 오른발을 바닥에 붙이고 직선을 이룬다. 허리를 높이 들고 내쉬며 상체를 굽혀 오른쪽 다리에 가까이 한다. 자세를 유지하면서 호흡을 3회 진행한다.

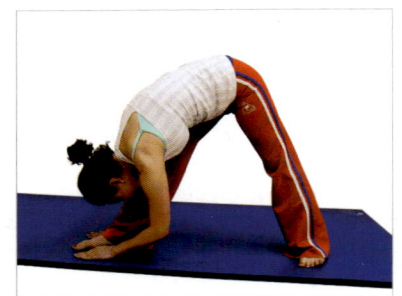

7) 기립 전굴 변형 체위 Ⅱ

6의 자세를 유지하며 숨을 들이마신다. 그리고 숨을 내쉬며 오른쪽 다리를 가능한 높이 든다. 자세를 유지하면서 호흡을 3회 진행한다.

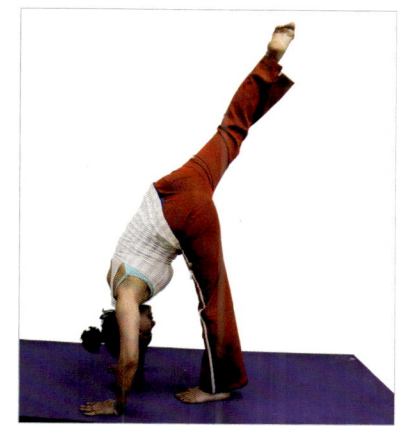

8) 흉부를 바닥에 붙인 신전 체위

숨을 들이마시며 오른쪽 다리를 내려놓고 왼쪽 다리와 합친다. 양 무릎을 바닥에 대고 양손은 앞의 바닥에 놓고 숨을 내쉬며 양손을 앞으로 미끄러지며 내밀

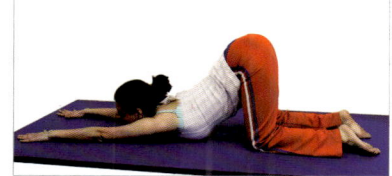

고 등과 목을 펴고 자세를 유지하면서 호흡을 3회 진행한다.

이 8가지 동작을 마친 뒤 1의 동작으로 되돌아가 방향을 교체하여 실행한다.

- 효과
    1) 평소에 움직이지 않던 근육을 신전하여 신체의 자세를 조정한다.
    2) 가슴을 내밀고 다리를 펴서 가슴을 더 높이 뻗치게 하고 다리형태를 교정한다.
    3) 좌골신경통, 척추측만, 자율신경실조 등 증상을 개선한다.
    4) 신체라인을 더욱 호리호리하고 매력적이게 만든다.

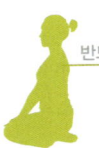

반드시 알아야 할 노인건강 생활

04 정신요가 워밍업

1) V자형 기립 체위

발뒤꿈치를 붙이고 발끝을 벌려 V자형의 직립자세를 취한다. 숨을 들이마시며 양팔을 어깨높이로 옆으로 들고 숨을 내쉬면서 등을 편다. 자세를 유지하면서 호흡을 3회 진행한다.

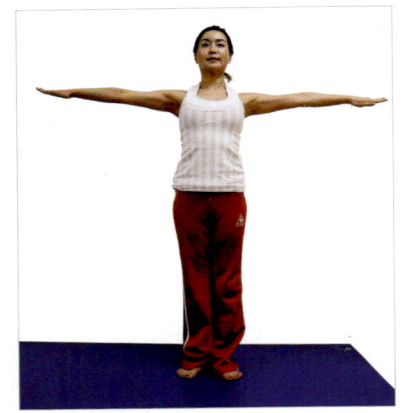

2) 영웅 체위

숨을 들이쉬면서 오른발을 앞으로 크게 내딛고 가볍게 무릎을 굽힌다. 양손은 합장하고 숨을 내쉬며 양손을 위로 쳐든다. 상체는 가능한만큼 뒤로 젖히고 자세를 유지하면서 호흡을 3회 진행한다.

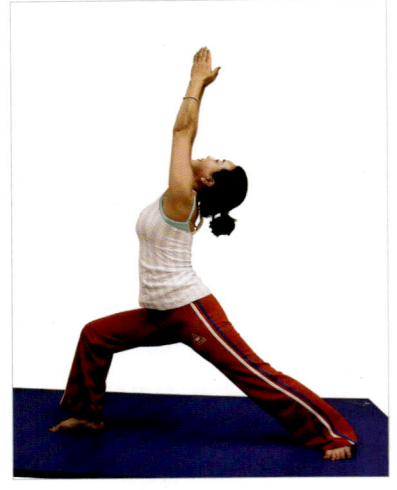

3) 영웅 변형 체위 I

숨을 들이마시며 상체를 원 위치로 회복한다. 숨을 내쉬며 양팔을 어깨높이에서 버리고 상체를 왼쪽으로 돌린다. 자세를 유지하면서 호흡을 3회 진행한다.

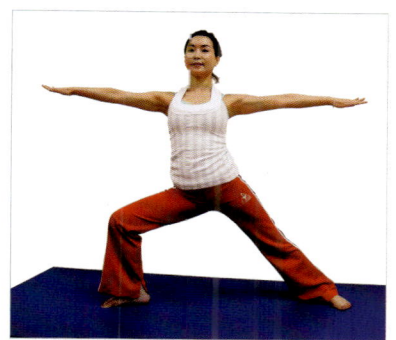

4) 영웅 변형 체위 II

숨을 들이마시며 오른손을 오른쪽대퇴에 놓는다. 왼손을 높이 들고 숨을 내쉬며 상체를 오른쪽으로 기울인다. 자세를 유지하면서 호흡을 3회 진행한다.

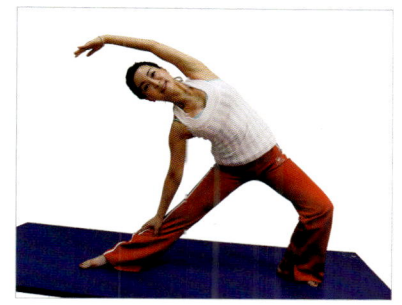

5) 삼각 변형 체위

숨을 들이마시며 상체를 원 위치로 회복한다. 오른쪽 무릎을 굽히고 오른손의 수장과 오른발 안쪽을 가지런히 바닥에 놓는다. 숨을 내쉬며 왼손을 위로 쳐들고 왼쪽 다리와 일직선이 되게 사선방향으로 편다. 자세를 유지하면서 호흡을 3회 진행한다.

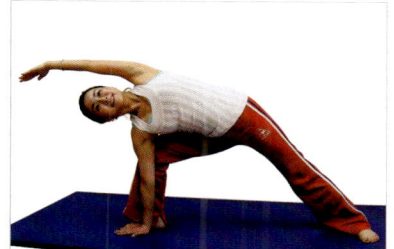

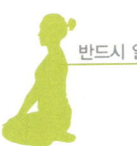

6) 영웅 변형 체위 Ⅲ

5의 자세를 유지하고 숨을 들이마시며 오른손과 왼손을 등뒤에서 서로 잡는다. 숨을 내쉬며 왼쪽 어깨를 뒤로 당기고 가슴을 내밀고 앞을 보거나 천장을 바라본다. 자세를 유지하면서 호흡을 3회 진행한다.

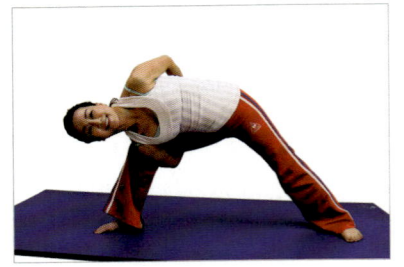

7) 기립 전굴 변형 체위

숨을 들이마시며 직립자세를 취한다. 오른손을 왼발의 옆에 놓고 반대방향으로 바닥에 붙인다. 숨을 내쉬며 왼손을 위로 들고 손가락을 경과하며 천장을 바라본다. 자세를 유지하면서 호흡을 3회 진행한다.

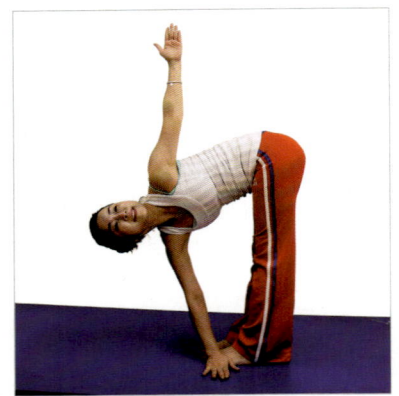

8) 쪼그려 앉기 체위

숨을 들이마시며 직립자세를 회복한다. 양손을 신체의 정면에서 어깨높이만큼 들어올린다. 숨을 내쉬며 허리를 아래로 천천히 내린다. 쪼그리고 앉은 자세를 유지하면서 호흡을 3회 진행한다.

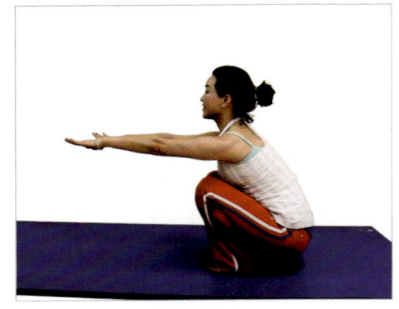

이 8가지 동작을 마친 뒤 1의 동작으로 되돌아가 방향을 바꾸어 실행한다.

• 효과

1) 영웅 체위는 위축된 정서를 바로잡아 사람으로 하여금 정정당당한 감각을 가지게 한다.
2) 이 자세를 지속적으로 하게 되면 자신감을 더 가질 수 있다.
3) 다리를 튼튼하게 하고 척추의 유연성을 증가한다.

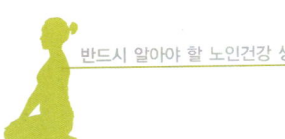

반드시 알아야 할 노인건강 생활

05 요가 풀어주기 체위

요가 풀어주기 체위는 자체로 연습할 수 있는 제일 건강한 자세이다. 요가자세를 완성하고 난 뒤에는 반드시 풀어주기 체위를 하는 것이 좋다. 풀어주기는 혈액순환이 잘 되게 하여 신체의 산소흡수율을 높이고 정서를 안정시켜 준다. 또한 이 체위는 두뇌를 냉정하게 하며 불면에서 벗어나게 해준다.

1) 누운 사체 체위

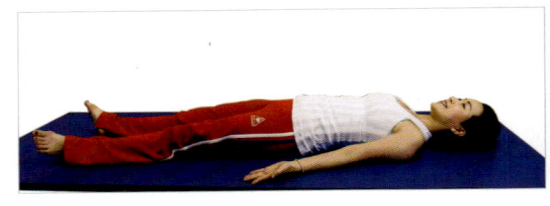

바로 누운 자세, 양발을 어깨너비만큼 벌리고 양팔은 사선 아래방향으로 벌리고 손바닥은 위를 향한다. 눈을 감고 전신을 풀어준다. 발끝부터 발목, 무릎, 아래로부터 위로 입, 얼굴, 머리 위까지 차례로 긴장을 해소한다. 만약 풀어지지 않는다면 그 부위를 먼저 힘을 준 다음에 다시 풀어준다. 호흡은 자연호흡이다.

2) 엎드린 사체 체위

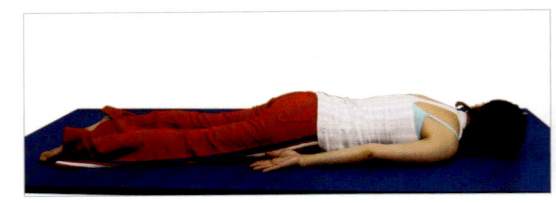

엎드려 양발을 어깨너비만큼 벌리고 양팔은 사선 아래방향으로 벌린다. 손바닥은 위로 향하고 얼굴은 자신이 좋아하는 쪽으로 돌린다. 가볍게 눈을 감고 전신의 아래위를 차례로 풀어준다.

3) 달 체위

무릎꿇은 자세, 이마를 바닥에 붙이고 양팔에 힘을 빼고 머리 양쪽에 놓는다. 차례로 경부, 어깨, 등, 팔과 신체의 다른 곳을 풀어준다.

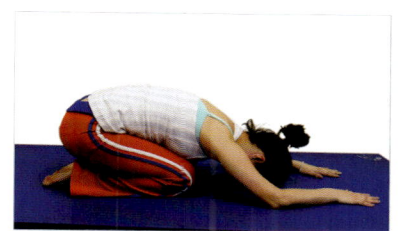

4) 물고기놀이 체위

엎드린 자세로 머리를 오른쪽으로 돌리고 열손가락을 교차하여 머리 아래에 놓는다. 오른쪽 무릎을 굽히고 가슴과 가까이 하고 머리는 왼팔이 굽은 곳에 놓

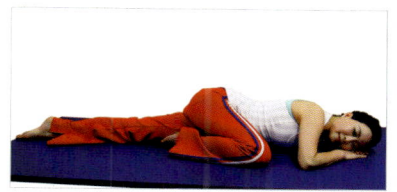

는다. 정상적으로 호흡한다. 가능한 이 자세를 오랫동안 유지하고 좌우의 위치를 교체하여 실시한다.

• 효과

요가 풀어주기 체위는 혈압, 호흡속도, 뇌파 등 모든 건강평형에 관계되는 압력지표를 회복시켜준다. 이 자세는 자율신경 계통의 건전한 운행을 강화하여 음식의 소화와 배설을 촉진하며 생식능력을 강화시켜준다. 이외에 규칙적으로 자세를 취하면 면역계통의 기능을 개선시킬 수 있다.

• 주의

임신하였거나 감기로 호흡이 순조롭지 못할 경우에 풀어주기 자세1을 연습할 수 있다.

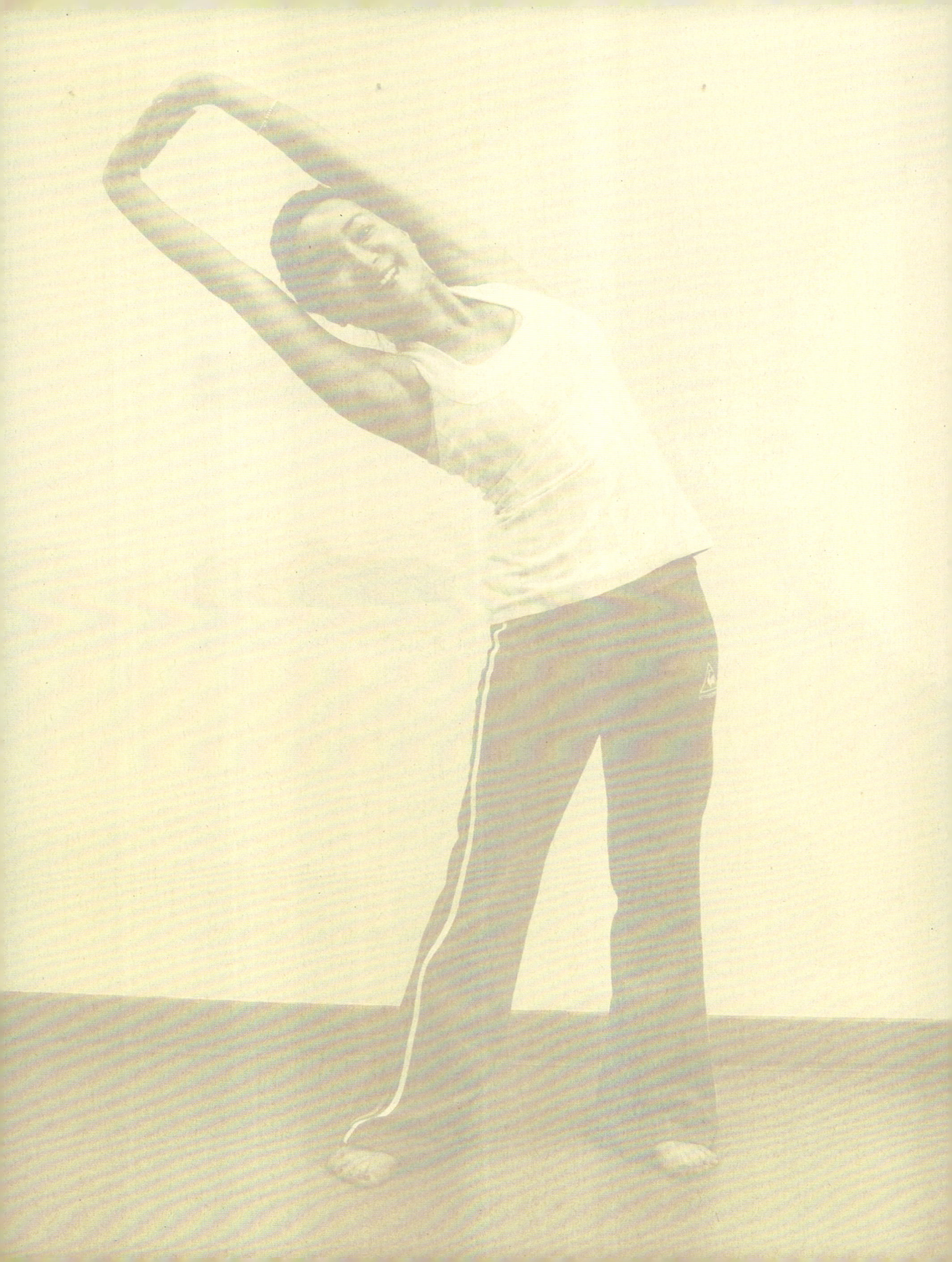

반드시 알아야 할 노인건강 생활

Section

3

증상별 맞춤식 노인요가

반드시 알아야 할 노인건강 생활

증상별 맞춤식 노인요가

병은 없지만 몸의 컨디션이 좋지 않은 상태가 도시생활을 하는 우리를 괴롭히고 있다. 긴장하지 말고 지금부터 요가수련을 시작하자. 요가수련은 당신의 몸을 풀어주고 활력을 되찾아줄 것이다.

01 피로해소-대 회전 체위

- **효능**

  온몸의 긴장을 풀고 피로를 해소하고 어깨통증을 해소하고 머리가 더욱 맑게 한다. 에너지소모가 많으므로 다이어트에도 좋다.

- **주의**

  발바닥은 바닥에 붙여 움직이지 말고 무릎은 굽히지 말아야 한다. 발바닥을 확실히 바닥에 붙이는 것이 주의할 점이다. 피로할 때에 실행하면 된다.

- **절차**

  1) 발을 큰 폭으로 벌리고 서서 양손의 손가락을 교차하여 손목을 뒤집는다. 숨을 들이마시면서 팔을 펴고 상체는 조금 앞으로 기울고 등은 곧게 편다.
  2) 숨을 내쉬며 상체를 오른쪽으로 천천히 회전시킨다. 하체를 움직이지 않게 하기 위하여 허리와 복부에 힘을 주어야 한다. 이때 무릎은 굽히지 말아야 한다.
  3) 뒤로 회전할 때 상체를 가능한만큼 최대한 뒤로 젖혀야 한다. 천천히 몸을 회전시킨다.

4) 도중에 숨을 전부 내쉬었다면 동작을 정지한 다음 들이마시며 다시 계속한다. 한 바퀴 회전한 다음 호흡을 조정하고 다시 반대방향으로 똑같이 회전한다.

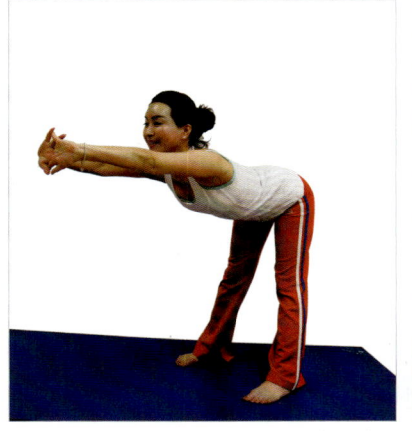

▶그림1 숨을 들이마신다. 손과 팔꿈치를 편다. 무릎은 편다. 양발은 가능한 큰 폭으로 벌린다. 등은 곧게 편다.

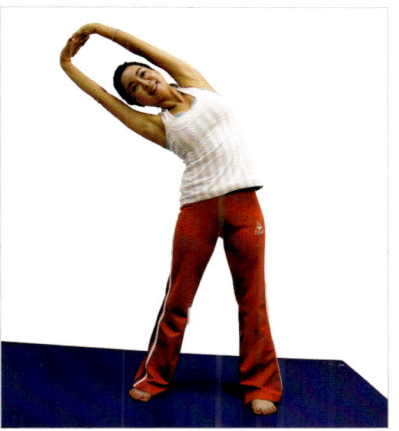

▶그림2 숨을 내쉰다. 무릎을 굽히지 말아야 한다. 발은 확실하게 바닥에 붙여야 한다.

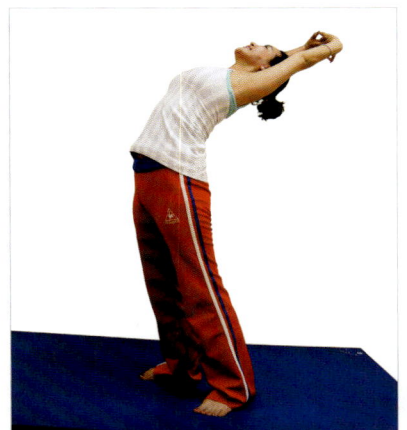

▶그림3 숨을 내쉰다. 경부는 편다. 복부는 앞으로 내민다.

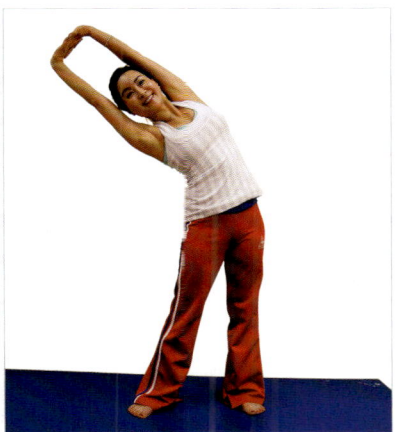

▶그림4 숨을 내쉰다. 무릎을 굽히지 말아야 한다. 발은 확실하게 바닥에 붙여야 한다.

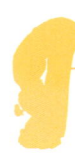

반드시 알아야 할 노인건강 생활

- **틀린 자세 교정**

  허리를 굽히지 말아야 한다. 팔은 가능한 펴야 한다.

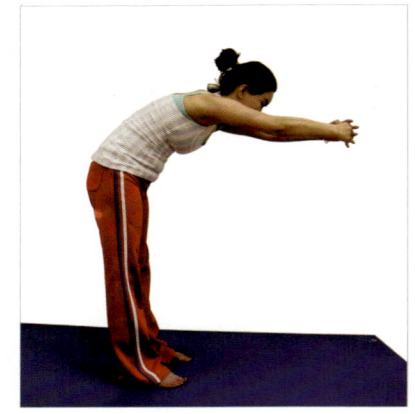

- **경혈을 자극하여 피로를 해소한다**

  전신의 혈액순환장애는 쉽게 피로를 일으킨다. 지압법으로 팔의 곡지, 수삼리, 합곡혈을 자극하면 피로해소에 크게 도움이 된다. 경혈은 생명에너지를 흐르게 하는 통로이다. 경혈을 자극하면 생명에너지의 흐름을 원활하게 하여 심신의 피로를 해소할 수 있다. 때문에 하루의 업무가 끝이 날 무렵 해보는게 좋다.

02 두통1

- **효능**

  두부의 혈액순환을 촉진시켜 두통을 개선한다. 뇌세포를 자극하여 건망증의 개선에도 효과가 있다. 그리고 이 자세는 머리카락의 재생에도 도움이 된다. 왜냐하면 두피의 혈액순환을 개선하여 머리카락에 더 많은 영양을 제공해주기 때문이다.

- **주의**

  어떤 사람은 머리가 아플 때 두부에 피가 흘러들게 하면 두통이 더 심해진다고 말하기도 한다. 하지만 물구나무서기를 하면 두부의 혈액순환을 효과적으로 촉진시켜 통증을 완화시켜준다. 그러나 고혈압환자는 이 동작을 삼가야 한다.

• 절차
1) 양다리를 좌우로 가능한 큰 폭으로 벌리고 양발의 발끝을 정면을 향하게 한 다음 숨을 들이마신다.
2) 숨을 내쉬며 상체를 앞으로 기울이고 양손을 바닥에 놓고 정수리를 바닥에 댄다. 이 상태를 유지하면서 발목을 잡고 정지한 다음 5회 호흡을 진행한다.

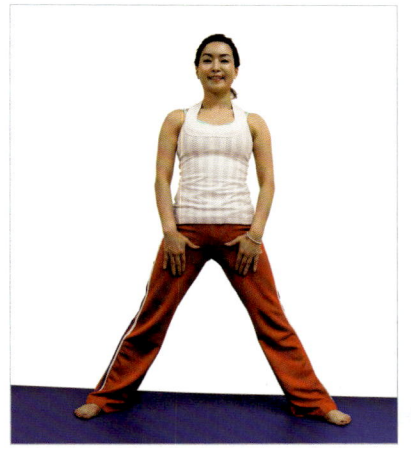
▶그림1 숨을 들이마신다. 양다리를 좌우로 최대한 크게 벌리고 양발의 발끝을 정면으로 향하게 만든다.

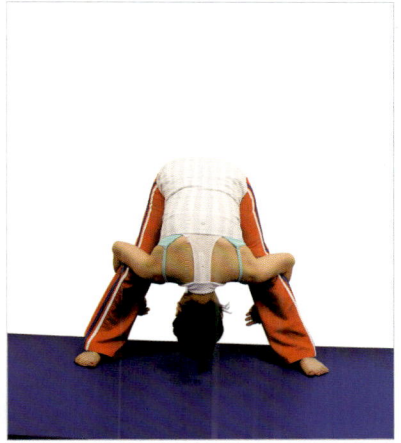
▶그림2 숨을 내쉰다. 정수리를 바닥에 댄다. 양 무릎은 편다. 발뒤꿈치는 들지 도록 주의한다.

• 더 쉬운 방법
만약 발목을 잡지 못하면 손을 두부 양측에 놓고 상체를 지탱하며 정수리는 바닥에 댄다. 이때 발뒤꿈치는 들지 말아야 한다.

03 두통2-양다리 배부 신전 체위

• **효능**

이 자세는 척추를 최대한 펴는데 도움이 된다. 상배부가 아니라 하배부로부터 시작하여 상체를 앞으로 굽히는 운동법이다.

• **주의**

처음에는 머리를 양 무릎에 댈 수 없으나 인내심을 가지고 이 자세를 꾸준히 수련하면 머리를 편안하게 양 무릎 위에 붙일 수 있다. 이 동작을 시행할 때 양 팔꿈치는 바닥에 놓거나 바닥에 가까이할 수 있다.

• **절차**

1) 상체를 펴고 앉아서 양다리를 앞으로 편다. 양다리와 발은 합친다. 천천히 숨을 들이마시며 양팔을 머리 위로 높이 쳐든다.

2) 양팔을 머리 위로 높이 든 자세를 유지하면서 천천히 몸을 앞으로 굽힌다. 앞으로 굽힐 때 최대한 길게 척추를 편 상태를 유지하면서 숨을 내쉰다. 양 팔꿈치를 밖으로 아래로 굽힌다. 상체를 양다리에 가까이 하고 두부를 내리 드리우고 가능한 양 무릎에 가까이한다. 두 눈을 감고 집중력을 양 미간 중심에 둔다. 힘을 뺀 상태에서 자세를 10초 이상 유지한다. 숨을 천천히 들이마시며 양팔을 곧게 펴고 상체를 점차 들어 올리

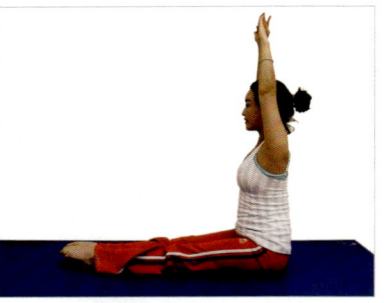

▶그림1 숨을 들이마신다. 양다리와 발은 합친다. 등은 곧게 펴고 위로 편다.

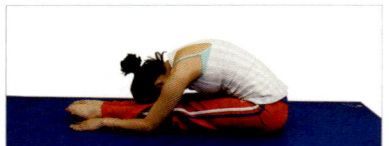

▶그림2 숨을 내쉰다.

며 다시 몸을 곧게 펴고 앉은 자세를 회복한다. 숨을 내쉬며 팔을 천천히 내려놓는다.

- 관련정보 – 두통이 빨리 사라지는 작은 비결

혈관 경련이 두통의 주요원인이다. 냉수나 얼음으로 두부의 통증이 있는 부위에 대고 약 30초 정도 압박하면 혈관경련을 해소할 수 있다.

구기자 15그램, 국화 15그램을 물 1리터와 함께 3~5분간 끓여서 1일 2회 마신다. 어혈을 제거하여 혈액의 흐름을 원활하게 하여 혈관경련을 완화시킨다.

04 불면1 – 물고기 체위

- 효능

대뇌의 피로를 해소하고 불면증의 해소에도 좋다. 또한 이 체위는 가슴을 크게 펴서 폐의 기능을 강화하면 숨이 차는 등 흡계통 질병에도 효과가 크다.

- 주의

만약 등을 들어올려서 이 자세를 하기 어려우면 이렇게 할 수 있다. 가부좌를 하지 않고 보통자세로 앉아서 눕는다. 양손은 머리위로 쳐든다. 물고기 체위는 갑상선 기능 항진증, 경추병이 있는 사람은 삼가야 한다.

- 절차

1) 기본연화좌 자세로 앉아서 숨을 들이마신다. 연화좌로 된 양다리를 균일하게 바닥에 내려놓는다.
2) 등이 바닥에 닿게 똑바로 누운 자세로 경부와 흉부를 들

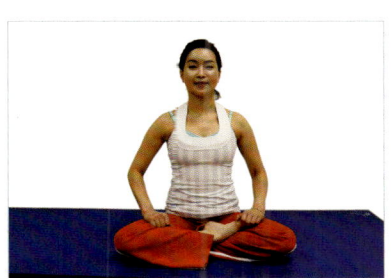

▶그림1 숨을 들이마신다. 양발을 교차하고 발바닥이 위를 향하게 한다.

반드시 알아야 할 노인건강 생활

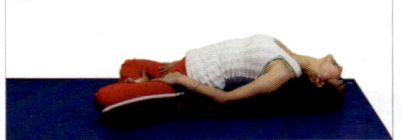

▶그림2 숨을 내쉰다. 경부를 가능한 신전한다. 혀끝으로 입천장을 받친다. 정수리를 바닥에 지탱한다.

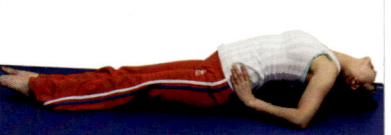

▶그림3 숨을 내쉰다. 양다리를 편다.

어올리고 허리와 등도 함께 들어올린다. 그런 다음 정수리를 바닥에 놓는다. 양손으로 발가락을 잡고 가능한만큼 최대한 등을 위로 들어올린다. 코로 심호흡을 하면서 1~2분간 이 동작을 유지한다.

3) 발가락을 놓고 양손으로 허리를 잡고 자세를 1분간 유지한다. 똑바로 누운 자세로 잠깐 휴식하고 앉아서 연화좌의 자세를 회복한다. 양다리 위치를 바꾸어 연습을 다시 한다.

05 불면2-척추신전을 증가하고 시간을 늘인 체위

• 효능

이 체위법은 인체의 탄성을 강화하고 척추를 신전시키며 척추신경을 보양, 강화해준다. 또한 심장 박동수를 느리게 하고 과도하게 격동되지 않게 한다. 때문에 불면에도 일정한 효과가 있다.

• 주의

시간을 들여 연습을 해야 몸이 유연해질 수 있다. 실행 중에는 무리하게 힘을 쓰지 말고 적당히 하는 것이 좋다.

• 절차

1) 우선 기본직립 체위부터 시작한다. 양 무릎은 펴고 숨을 들이마시며 양팔을 머리 위로 쳐든다.

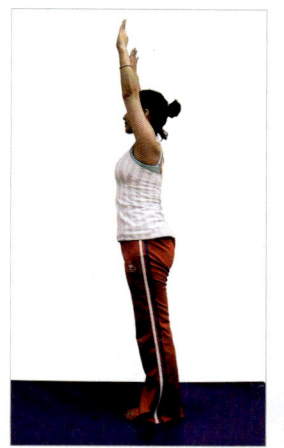 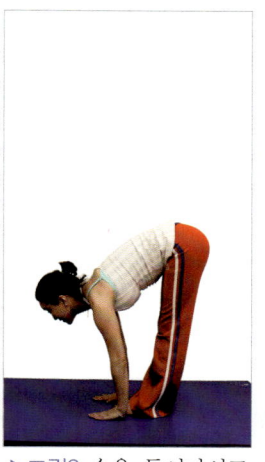 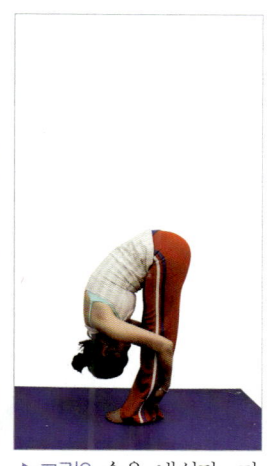

▶그림1 숨을 들이마신다. 양팔을 높이 든다. 무릎은 편다.

▶그림2 숨을 들이마시고 또 내쉰다. 가능한 머리를 높이 쳐든다. 무릎은 굽히면 안 된다.

▶그림3 숨을 내쉰다. 머리를 소퇴에 가까이 한다.

2) 숨을 내쉬며 상체를 앞으로 숙인다. 양손의 손가락을 양다리 옆의 바닥에 댄다. 숨을 들이마시며 가능한만큼 최대한 머리를 높이 쳐들고 척추를 편다. 발을 앞으로 조금 이동하여 관골이 조금 앞으로 향하게 하고 양다리는 바닥과 수직되게 한다. 이 자세를 30~60초간 유지하면서 심호흡을 한다.

3) 숨을 내쉬며 상체를 머리가 무릎 아래 소퇴 앞에 가까이하게끔 내려가고 양 손바닥을 바닥에 붙인다. 심호흡을 하면서 이 자세를 30~60초간 유지한다. 그런 다음 숨을 내쉬면서 머리를 들어준다. 심호흡을 2회 한다. 숨을 들이마시면서 천천히 기본기립 체위로 되돌아온다.

반드시 알아야 할 노인건강 생활

06 어깨 결림 – 팔과 어깨로 하는 물구나무서기 체위

• 효능

　혈액이 더욱 많이 어깨와 머리에 흘러들게 하여 어깨와 머리의 혈액순환을 촉진시키고 굳은 자세를 개선하여 효과적으로 어깨 통증을 해소한다.

• 주의

　고혈압이 있는 사람은 삼가야 한다. 여자는 월경기간에 이 체위를 하지 말아야 한다.

• 절차

1) 등을 바닥에 붙이고 눕는다. 양팔은 신체 양쪽에 놓고 손바닥이 아래로 향하도록 자세를 취한다.
2) 양팔을 가볍게 내리누르며 천천히 다리를 들어올려 바닥과 수직되게 만든다.
3) 엉덩이를 들어 다리를 머리 뒤로 보낸다. 그리고 양다리를 머리 위로 펼치면서 발이 머리를 넘어 발끝이 바닥에 닿도록 한다.
4) 양손으로는 허리를 떠받치고 다리를 거두어 머리 위에서 무릎을 굽히고 발끝이 위로 향하게 한다.
5) 허리에 힘을 주면서 숨을 들이마시면서 다리를 높게 든다. 몸을 곧게 세우고 바닥과 수직되게 만들고 머리와 신체가 직각이 되도록 자세를 취한다.

• 관련정보 – 어깨를 뻐근하지 않게 한다

　장기간 책상에 엎드려 글을 쓰거나 타자 또는 컴퓨터 자판을 두들기는 사람은 쉽게 어깨 결림이 올 수 있다. 때문에 연속하여 1시간 일한 다음에는 반드시 어깨를 풀어주고 경부의 근육을 움직여 주어야 한다. 예를 들어 경부를 좌우로 앞뒤로 굽히고 경부를 회전시키거나 간단한 어깨운

Section 03

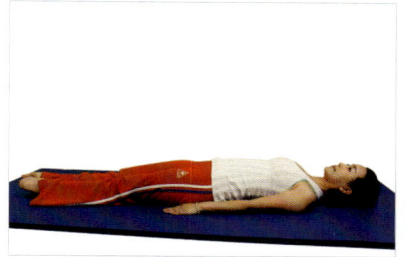

▶그림1 양발과 다리를 합친다. 양팔은 신체 양측에 놓는다. 손바닥은 아래를 향한다.

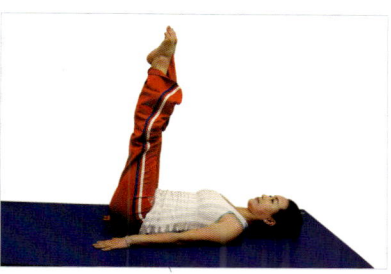

▶그림2 숨을 들이마신다. 양다리가 바닥과 수직된다. 양팔은 가볍게 내리누른다.

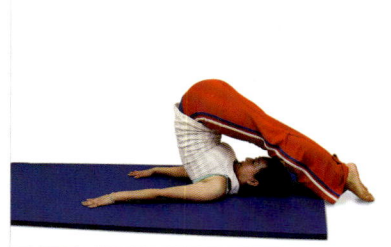

▶그림3 숨을 내쉰다. 엉덩이를 들어준다. 턱을 거둔다.

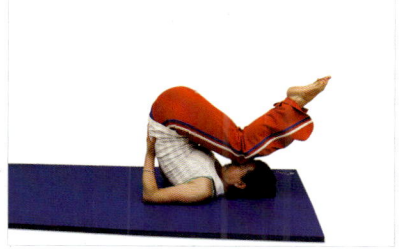

▶그림4 숨을 들이다신다. 발가락이 위를 향한다. 양손으로 허리를 받친다.

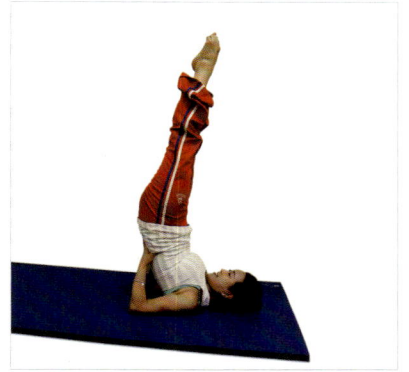

▶그림5 발끝을 편다. 양다리는 힘주어 합친다. 엉덩이는 조인다. 복부를 조인다. 신체를 수직으로 세우다.

 반드시 알아야 할 노인건강 생활

동도 할 수 있다. 또한 힘있게 어깨를 들었다가 다시 양팔을 풀어주거나 양팔을 상하로 회전운동을 시키거나 손을 뿌리치는 동작으로도 운동 효과를 얻을 수 있다.

07 요통 – 누운 자세에서 척추 비틀기 체위

• 효능

이 간단한 풀어주기 자세는 척추교정과 기타 척추기능실조에 도움이 된다. 또한 요통을 해소하고 피로를 해소하며 천식증과 기타 폐부질병이 있는 사람에게도 매우 효과적이다. 특히 이 자세는 장시간 유지할 때 효과가 크다.

• 주의

이 동작을 취할 때에는 매 동작이 단계별로 이어져야 하며 호흡과 잘 결합하여야 한다.

• 절차

1) 똑바로 누운 자세를 취한 다음, 양다리는 붙인 다음 펴고 손은 어깨 높이에서 양옆으로 벌리고 손바닥은 아래로 향한다.
2) 숨을 들이마시며 오른쪽 다리를 들어올려 바닥과 수직이 되도록 만든다.
3) 숨을 내쉬며 오른쪽 다리를 왼쪽으로 기울인다. 오른발 발끝은 가능한 왼손 끝에 가까이하며 거의 바닥에 대일 때까지 기울인다. 이때 오른쪽어깨는 바닥에서 떨어지면 안 된다. 5회 호흡한다. 오른쪽과 왼쪽을 번갈아 진행한다.
4) 이 동작이 어려우면 누워서 양 무릎을 세우고 오른발의 발바닥을 왼쪽 무릎에 놓고 내쉬며 오른쪽 다리를 왼쪽으로 기울인다. 왼발의 위치는 고정시키고 가능한 기울면 된다.

Section 03

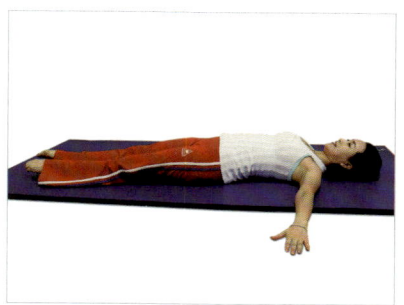

▶그림1 손은 어깨높이만큼 옆으로 벌린다. 양다리는 합친다.

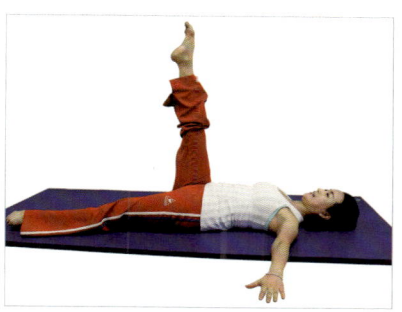

▶그림2 숨을 들이마신다. 무릎은 편다. 수장은 바닥에 붙인다.

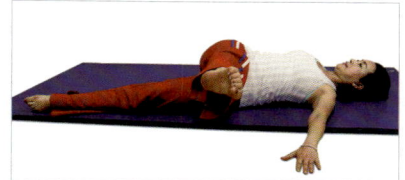

▶그림3 숨을 내쉰다. 어깨를 바닥에 붙인다. 무릎은 굽히면 안 된다. 발끝은 바닥에 대면 안 된다.

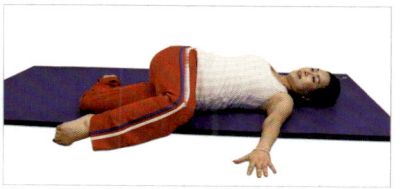

▶그림4 숨을 내쉰다. 오른발의 발바닥을 왼쪽 무릎에 붙인다.

• 틀린 자세 교정

허리를 비틀 때 어깨를 바닥에서 들면 안 된다. 무릎은 최대한 바닥에 붙여야 한다.

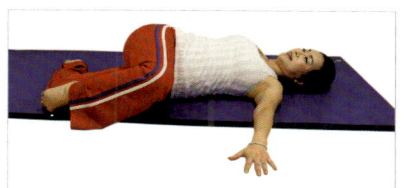

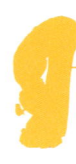

반드시 알아야 할 노인건강 생활

• 관련정보 – 부담 없이 연습하는 사무실 요가

사무실에서 일하는 회사원들은 운동부족이나 자세불량 등으로 척추를 지탱하는 등과 허리부근의 근육이 피로하여 요통을 유발하기 쉽다. 이때 사무실에서 의자를 사용하여 요가를 할 수 있다. 양팔을 펴서 의자의 등받이 뒤에 놓고 무릎을 펴고 허리를 굽혀 직각이 되게 하면 척추를 지탱하는 근력을 키우고 자세 교정의 효과를 얻으면서 요통을 해소할 수 있다.

08 소화계통1 – 낙타 체위

• 효능

이 자세는 위장기능에 효과가 있고 소화를 촉진시킨다. 제2의 심장이라고 하는 발의 근육을 펴서 혈압을 안정시키고 심장의 부담을 덜어준다.

• 주의

손바닥이 발바닥이나 바닥에 닿지 못하면 소퇴 뒤로 해서 발목을 잡는다. 발목도 잡기 어려우면 소퇴를 잡고 무릎과 등을 펴도 효과를 얻을 수 있다.

• 절차

1) 양다리를 조금 벌리고 발끝이 앞을 향하게 직립하고 숨을 들이마신다. 숨을 내쉬면서 상체를 앞으로 굽히고 손바닥을 손목까지 발밑에 삽입한다. 얼굴은 정면으로 향하도록 고개를 들고 엉덩이는 위로 쳐들고 허리와 등은 곧게 편 자세를 유지한다. 복부로부터 경부까지 모두 신전하고 있음을 느끼면서 5회 호흡한다.

2) 숨을 들이마시며 약간 상체를 느슨하게 한다. 숨을 내쉬며 발꿈치를 굽히고 다시 상체를 굽히며 양다리 사이에 얼굴을 넣는다. 자세를 유지하며 5회 호흡한다.

• 더 쉬운 방법

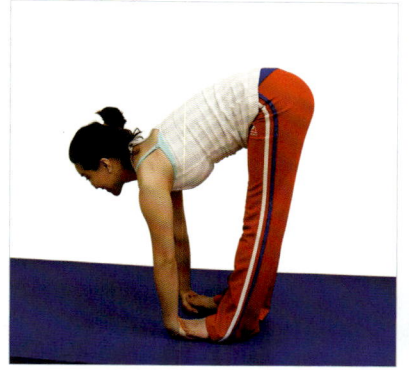
▶그림1 시선은 고개를 들어 정면을 향한다. 경부는 편다.

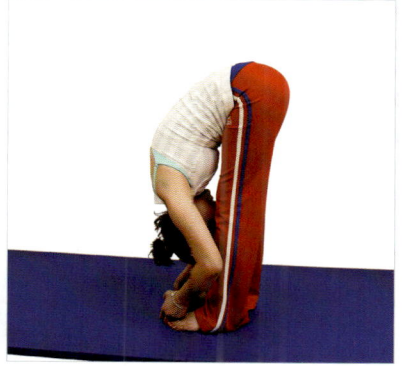
▶그림2 무릎은 편다. 발로 손바닥을 누른다.

09 소화계통2- 반연화 척추 비틀기 체위

• 효능

척추를 유연하게 하고 경부, 등, 허리, 골반의 통증을 해소해준다. 견관절을 풀어주고 활동범위를 증가시켜 복부기관을 보양, 강화해준다. 소화를 촉진하며 전립선과 방광이 비대해지는 것을 방지한다.

• 주의

등을 굽히면 안 된다.

• 절차

1) 앉아서 다리를 펴고 오른쪽 무릎을 굽힌다. 오른발을 왼쪽 대퇴 끝에 올려놓는다.

2) 숨을 내쉬며 신체를 약간 앞으로 숙이고 왼손을 내밀어 왼발의 엄지발가락을 잡는다.

3) 오른팔을 등뒤로 가져가고 왼쪽 다리는 곧게 펴고 머리는 오른쪽으로 돌려 뒤를 주시한다. 정상적으로 호흡하면서 10~20초 유지한다. 숨을 들이마시며 회복한다. 반대쪽을 바꾸어 실행한다.

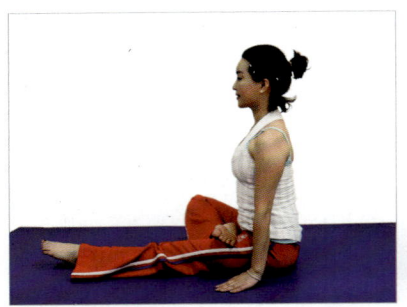
▶그림1 숨을 들이마신다. 등을 곧게 편다.

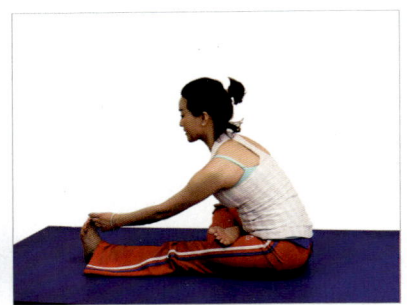
▶그림2 숨을 내쉰다. 등을 굽히면 안 된다.

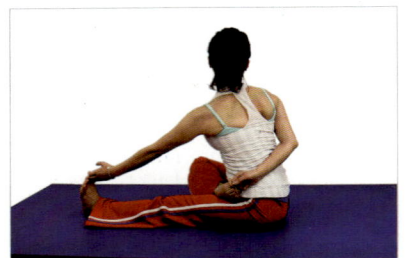
▶그림3 오른팔을 등뒤로 가져간다.

10 냉증(虛冷) - 종달새 체위

• 효능

이 자세는 대퇴 끝 부위에 있는 여성에게는 아주 중요한 림프-치골림프를 자극한다. 냉증과 변비, 갱년기장애, 어깨 결림에 효과가 크다.

• 주의

양팔을 벌리는 폭이 커야 한다. 양팔을 넓게 벌려야 유선을 마사지하는 효과를 얻을 수 있다. 부인과 질병에 긍정적인 효과가 있다.

• 절차

1) 무릎을 꿇은 자세를 취한다.
2) 왼쪽 다리를 뒤로 편다. 신체가 기울어지지 않게 하기 위하여 관골 부위를 똑바로 하면서 숨을 들이마시고 상체를 곧게 유지한다. 양팔은 앞으로 어깨높이만큼 든다.
3) 숨을 내쉬며 양팔을 어깨높이에서 좌우로 벌리고 상체를 뒤로 젖힌다. 동시에 팔을 다시 뒤로 펴며 가슴을 내민다. 뒤쪽 천장을 바라보며 움직이지 않고 5회 호흡한다. 좌우를 번갈아 진행한다.

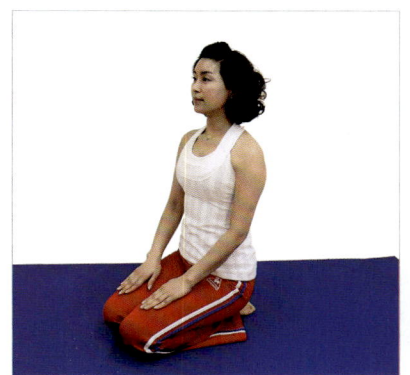

▶그림1 등을 곧게 편다.

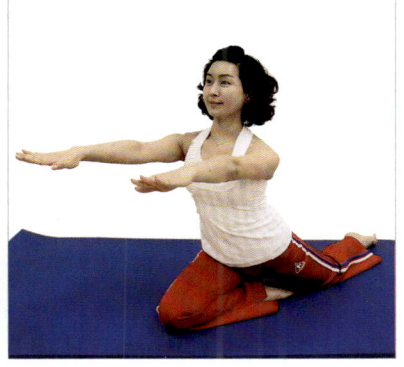

▶그림2 숨을 들이마신다. 다리는 뒤로 편다. 엉덩이는 확실하게 발뒤꿈치 위에 놓는다.

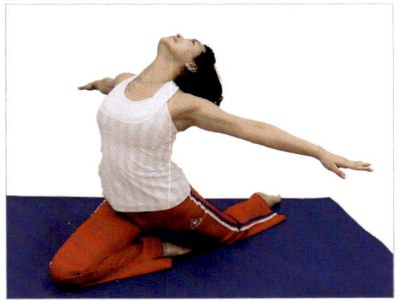

▶그림3 숨을 내쉰다. 시선은 뒤쪽 천장을 바라본다. 팔은 충분하게 뒤로 벌린다.

• 틀린 자세 교정

자세가 흔들리는 원인은 골반이 바르지 않기 때문이다.

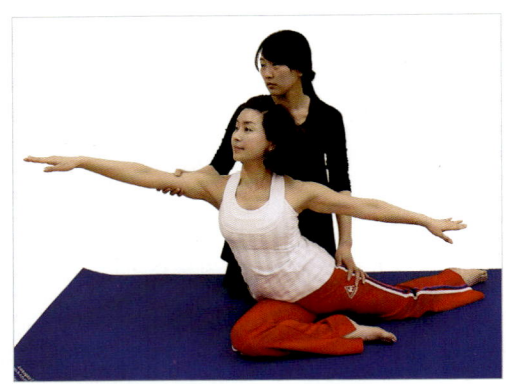

• 관련정보

발바닥을 마사지하여 냉증을 몰아내자.

냉증이란 손끝과 발끝이 찬 증세이다. 냉증은 인체의 건강한 상태와 질병의 중간 상태를 가리키는 몸의 신호이다. 냉증은 여러 원인이 있다. 냉증을 효과적으로 개선하려면 자주 발바닥을 마사지하여야 한다. 발바닥을 자극하면서 사지의 활동량을 증가시켜주면 냉증을 완화시킬 수 있다.

11 생리통- 빗장 체위

• 효능

빗장 체위는 골반을 바로잡고 생리통을 완화하는 자세이다. 이 체위는 척추도 교정할 수 있다. 빗장 체위는 자율신경을 조정하여 호르몬분비를 정상으로 돌아오게 해주며 월경불순에도 효과가 있다.

• 주의

위로 든 손의 위치가 귀 옆에 있음을 의식하면서 상체를 옆으로 기울인다. 이때 상반신을 앞으로 굽히면 안 된다. 자세가 끝날 때 다리를 편 쪽의 관골 부위가 자극을 느끼면 효과가 있다는 것을 알려준다.

- 절차

  1) 바로 앉은 자세에서 엉덩이를 들고 무릎을 세운다.
  2) 오른쪽 다리를 옆으로 곧게 편다. 발끝은 옆으로 향하고 발바닥은 바닥에 붙인다. 숨을 들이마시며 왼손은 위로 들고 오른손 손바닥은 위로 향하게 하여 오른쪽 대퇴 위에 놓는다.
  3) 숨을 내쉬며 오른손을 발끝방향으로 지치며 상체는 오른쪽 옆으로 기울인다. 동시에 왼팔은 왼쪽 귀에 가깝게 곧게 펴고 천장을 바라

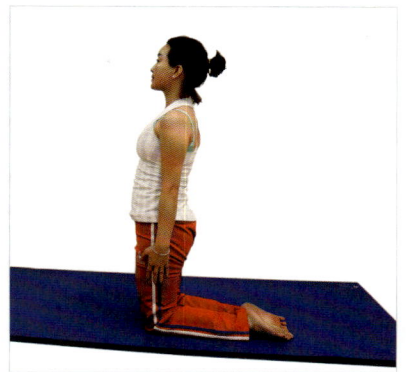

▶그림1 등을 곧게 편다. 양 무릎은 모은다.

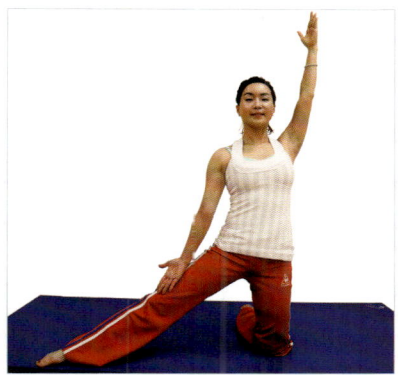

▶그림2 숨을 들이마신다. 손바닥은 위를 향한다.

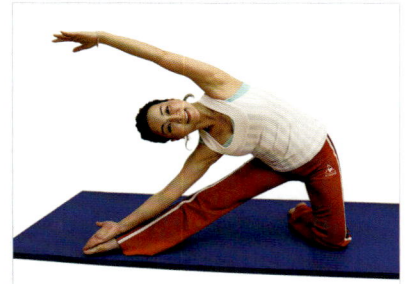

▶그림3 숨을 내쉰다. 팔은 먼 곳을 향하여 신전한다. 상체를 앞으로 굽히면 안 된다. 손은 발등 위에 놓는다.

보며 자세를 유지한다. 5회 호흡한다. 좌우를 번갈아 진행한다.

• 틀린 자세 교정

고관절은 비틀지 말고 엉덩이는 뒤로 앉지 말아야 한다.

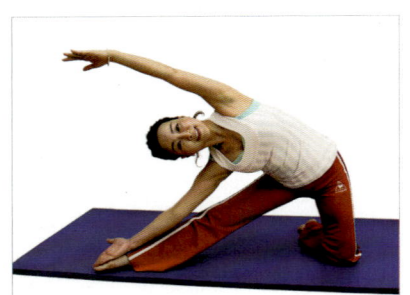

• 관련정보

월경기간에는 청바지를 입지 말아야 한다

월경기간에 청바지를 입으면 여성들이 생리대나 패드를 사용할 때 세균, 곰팡이 균에 감염되기 쉽기 때문에 통풍이 잘 되는 면바지를 입고 위생용품을 자주 바꿔야 한다. 일시적으로 소홀하면 포도상구균에 감염될 수 있고, 이로 인해 엄중한 전신성 패혈증을 유발할 수도 있다.

12 불임증1 - 묶은 각 체위(束角式)

• 효능

이 체위는 보기 흉한 정맥류 형성을 예방하고 월경주기가 불규칙적인 것을 조정해주며 난소기능 이상 같은 질병을 예방해준다. 또한 하배부(등 아래쪽), 복부와 골반의 혈액순환을 활성화한다.

• 주의

만약 유연성이 좋으면 앞으로 몸을 굽혀 척추를 신전할 때 이마가 바닥에 닿을 때까지 굽힌다. 바닥에 이마를 댈 수 없으면 애써 무리하게 동작을 취할 필요는 없다.

- 절차

  1) 바닥에 앉아서 양다리를 앞으로 곧게 편다.

  2) 양 무릎을 안으로 굽혀 발바닥을 붙이고 손으로 양발의 발가락을 잡고 가능한 회음부 쪽으로 잡아당긴다. 척추를 곧게 편다. 양 무릎과 소퇴의 외측은 모두 바닥에 닿도록 해야 한다. 양손을 서로 잡으면서 양발을 꼭 잡는다.

  3) 내쉬며 양팔꿈치를 양다리 위에 내려놓고 누르며 상체를 머리가 바닥에 대일 때까지 앞으로 굽힌다. 정상적으로 호흡하면서 이 자세를 30~60초 유지한다. 숨을 들이마시며 몸을 펴고 앉은 원래의 자세로 되돌아온다. 양발을 놓고 양다리를 펴서 휴식한다.

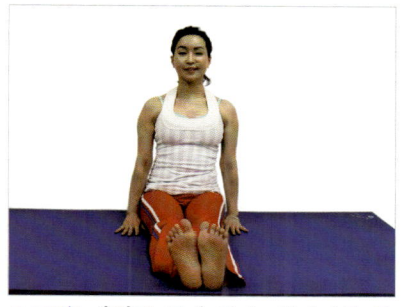

▶그림1 상체를 곧게 편다. 양다리를 곧게 편다.

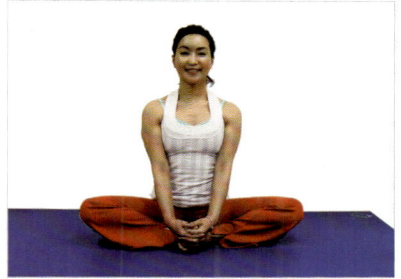

▶그림2 양발바닥을 마주 붙인다.

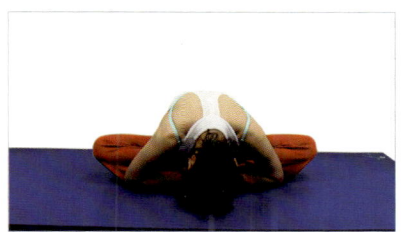

▶그림3 내쉰다. 이마가 바닥에 닿는다.

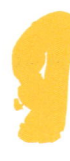

반드시 알아야 할 노인건강 생활

13 불임증2 - 활 체위

• 효능

활 체위는 각 내분비선체를 자극하고 강화하며 임신에 관련된 장기와 호르몬분비계통을 관장하는 신경을 자극하여 불임증을 개선할 수 있다. 골반에도 유익하며 허리둘레의 지방 감소에도 도움이 되며 당뇨병에도 일정한 효과가 있다.

• 주의

갑상선 비대나 갑상선 항진을 앓고 있는 환자들은 이 자세를 삼가야 한다. 이 자세는 척추가 장력과 긴장을 받기 때문에 척추가 어긋난 사람은 의사의 자문을 받은 다음 자세를 행할지를 결정하여야 한다. 마찬가지로 헤르니아(疝氣), 위궤양, 장(腸)결핵증이 있는 사람은 의사나 전문가의 지도가 없이 이 자세를 연습해서는 안 된다.

• 절차

1) 엎드린 자세로 양팔은 신체 양옆에 놓고 손바닥이 위를 향하게 하며 다리, 발을 전부 모으고 무릎을 굽혀 양 소퇴를 가능한 엉덩이 쪽으로 가져가고 양손은 뒤로 펴서 양발 혹은 양발목을 잡는다.

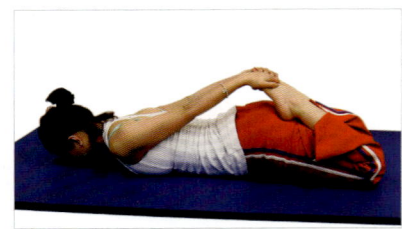

▶그림1 양발목을 잡는다.

2) 숨을 들이마시며 상체를 가능한 들어준다. 등이 오목하게 들어갔으며 머리는 가능한 뒤로 들어준다. 동시에 손으로 양다리를 뒤로 잡아당

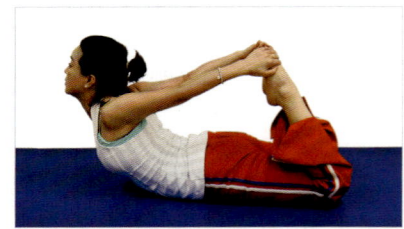

▶그림1 팔꿈치를 굽히지 말아야 한다. 발을 높이 든다.

겨 가능한 양 무릎을 높이 들어주고 이 자세를 5~10초 유지한다. 이때 호흡은 자연스러워야 한다.

• 관련정보

만약 양손으로 발목을 잡을 수 없으면 요가 스트랩을 사용하여 요구 수준에 도달하도록 할 수 있다.

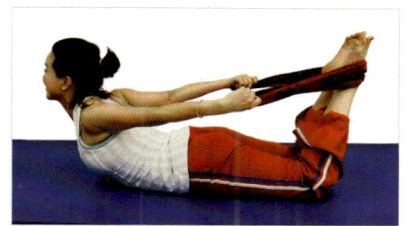

14 비둘기 체위

• 효능

이 체위는 골반을 바로 잡고 여러 가지 부인과 질병을 개선하는 자세이다. 가슴을 펴는 것으로 등이 굽은 것을 교정하고 흉부 라인을 예쁘게 할 수 있다.

• 주의

만약 동작을 완성하기 어려우면 세 번째 절차에서 반복하여 복식호흡을 하여도 좋은 효과를 볼 수 있다.

• 절차

1) 앉은 자세에서 왼쪽 다리를 안으로 굽히고 발 뒤꿈치가 가능한 몸과 가까이 붙인다.
2) 왼쪽 대퇴의 앞쪽을 가능한 바닥에 대고 무릎을 굽히고 발끝이 천장을 향하게 한다.
3) 왼발의 발끝을 왼팔 팔꿈치의 내측에 놓고 들이마신다.
4) 양손을 머리 뒤에서 서로 정반대로 잡는다. 허리와 등을 신전하고 숨을 내쉬며 오른쪽 팔꿈치를 뒤로 당긴다. 비둘기처럼 가슴을 펴고 자세를 유지하면서 5회 호흡한다. 좌우를 번갈아 진행한다.

반드시 알아야 할 노인건강 생활

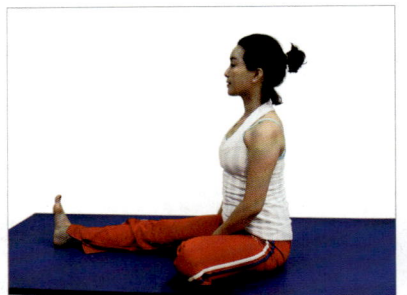

▶그림1 숨을 들이마신다. 발을 가능한 몸과 가까이 한다.

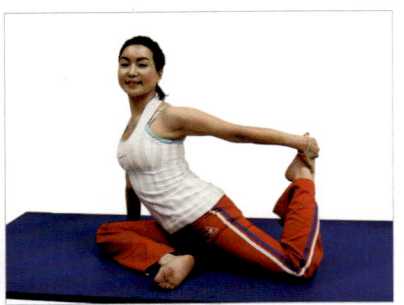

▶그림2 숨을 내쉬며 오른쪽 무릎과 왼쪽 무릎이 나란히 있다. 대퇴앞면을 바닥에 붙인다.

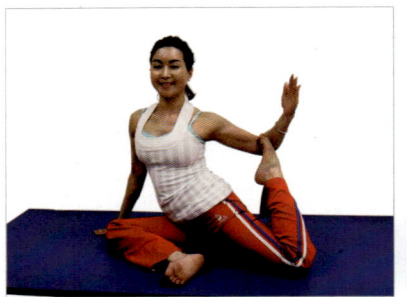

▶그림3 숨을 들이마신다. 무릎의 위치는 변하지 않는다.

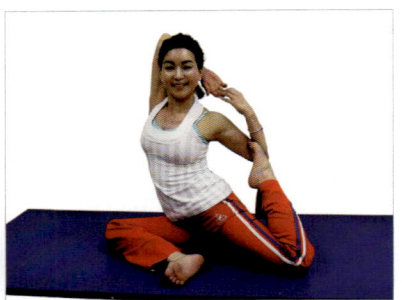

▶그림4 숨을 내쉰다. 팔꿈치가 뒤로 간다. 가슴을 편다. 허리가 오목하게 들어가도록 자세를 취한다.

• **틀린 자세 교정**

양 어깨를 뒤로 편다. 경부는 곧게 펴야 한다.

만약 오른손과 왼손을 뒤에서 잡을 수 없으면 양손의 손끝이 머리 뒤에서 가볍게 닿아도 괜찮은 효과를 얻을 수 있다.

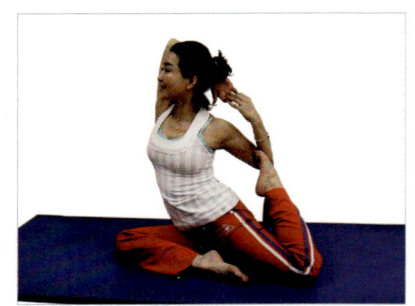

15 신체부종1 - 메뚜기 체위

• **효능**

이 자세는 신장을 자극하여 부종을 해소하는 효과를 얻을 수 있다. 그 외에도 방광염 같은 비뇨기 계통 질병을 해소하는 효과도 크다.

• **주의**

메뚜기 체위는 체력으로 하는 소수의 요가 체위 중 하나이다. 때문에 힘을 쓰는 것을 두려워하지 말아야 한다.

• **절차**

1) 바닥에 엎드려 양팔을 뒤로 펴고 어깨너비만큼 발을 벌린다.
2) 숨을 들이마시며 고개를 들고 가슴, 양다리를 바닥에서 쳐든다. 양손, 양팔과 늑골은 반드시 바닥보다 높아야 한다. 골반과 복부만을 바닥에 대고 있어야 한다.
3) 대퇴의 근육을 긴장시키고 엉덩이를 수축하고 가슴과 양다리를 바닥에서 더 높이 쳐든다. 양팔은 들어서 뒤로 펴고 심호흡을 하면서 최대한 오랫동안 이 자세를 유지한다. 점차 가슴, 양팔, 두부 마지막에 양다리를 내려놓는다. 전신을 몇 초간 풀어준다. 이 자세를 2회 반복한다.

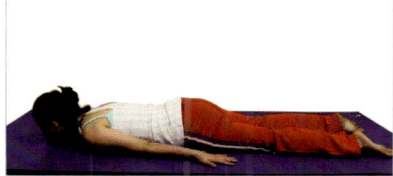

▶그림1 숨을 들이마신다. 곧게 편 자세를 유지한다.

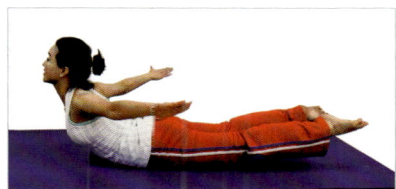

▶그림2 드랑이 밑을 조인다. 무릎을 편다.

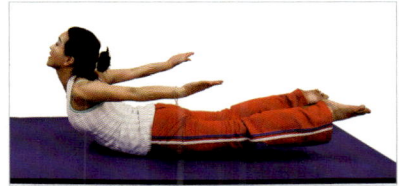

▶그림3 숨을 들이마신다. 엉덩이를 수축한다. 손바닥이 위를 향한다.

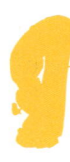

반드시 알아야 할 노인건강 생활

16 신체부종2 – 침대 체위

• 효능

이 자세는 갑상선 혹은 부갑상선을 조정한다. 경부 근육을 신전시켜주고 양다리와 양발목의 근육을 강화시키고 복부기관을 마사지한다. 이 자세는 폐에도 유익하다.

• 주의

식사 후에 바로 이 자세를 취하지 말아야 한다. 복부 수술을 했던 사람은 이 자세를 취하지 않는 것이 좋다

• 절차

1) 바닥에 꿇어 앉아 양 무릎을 모아 붙이고 다리는 벌린다.
2) 엉덩이는 양발 사이의 바닥에 놓는다.
3) 양손은 발 위에 놓고 숨을 내쉬며 상체를 뒤로 젖혀서 양팔꿈치로 신체를 지탱한다.
4) 목과 가슴을 들어서 등이 아치형이 되게 만든다. 그런 다음 정수리를 바닥에 내려놓는다. 양팔은 머리 뒤에서 서로 교차시켜 오른손이 왼쪽 팔꿈치를 잡고 왼손이 오른쪽 팔꿈치를 잡는다. 마음을 가라앉히고 호흡하면서 이 자세를 1분간 유지한다. 그 다음 숨을 들이마시며 등과 경부를 바닥에 내려놓는다. 양손을 놓고 마지막에 양다리를 펴고 등이 바닥에 닿게 눕는다. 힘을 빼고 휴식을 취한다.

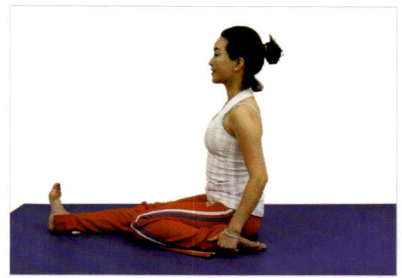
▶그림1 들이마신다. 등을 곧게 편다.

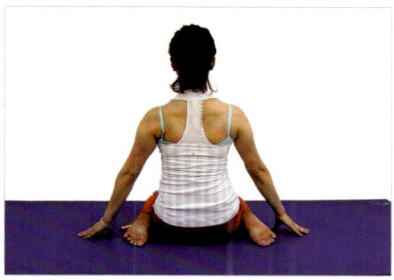
▶그림2 가슴을 편 상태로 양팔을 가지런히 매트에 대고 숨을 들이마시며 휴식을 취한다.

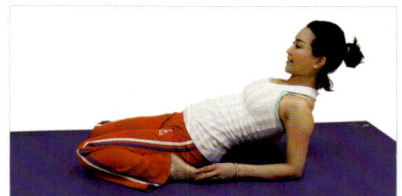
▶그림3 내쉰다.

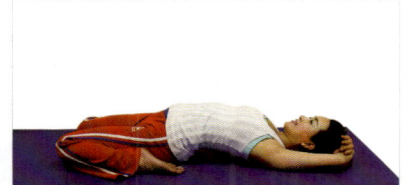
▶그림4 무릎을 꿇은 상태로 양팔을 위로 올리고 숨을 내쉬며 뒤로 누운 상태로 휴식을 취한다.

17 변비해소 1- 바퀴 체위

• 효능

복부를 마사지하면 변비와 헛방귀를 해결할 수 있다. 허리와 등의 통증을 해소하고 어깨와 경부의 경직을 완화시키며 척추를 탄력 있게 만들고 전신의 혈액순환을 돕는다.

• 주의

바퀴 자세를 행할 때 의식적으로 복부를 들어올릴 수 있다. 손은 바닥을 누르며 몸을 들어 올려 동작의 요구에 도달한다. 고혈압, 심장질환이 있는 환자들은 이 동작을 취하지 말아야 한다.

반드시 알아야 할 노인건강 생활

- 절차

1) 누워 있는 자세에서 무릎을 굽히고 양발은 최대한 큰 폭으로 벌린다. 손바닥은 어깨 위에 놓고 손끝은 어깨를 향하여 바닥에 붙인다.
2) 숨을 들이마시며 허리를 위로 쳐든다. 팔과 머리로 신체를 지탱한다.
3) 호흡을 조정하면서 팔을 펴고 허리를 더욱 높이 들어올린다. 시선은 바닥을 향한다. 발은 최대한 머리에 가까이하며 자세를 유지하면서 5회를 호흡한다. 발끝으로 서있어도 된다.

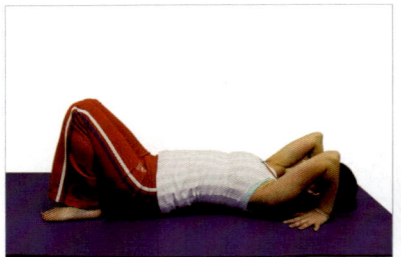

▶그림1 양 무릎을 크게 벌린다. 발뒤꿈치를 몸과 가까이 한다.

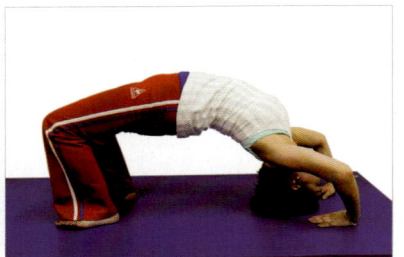

▶그림2 들이마신다. 머리를 바닥에 댄다.

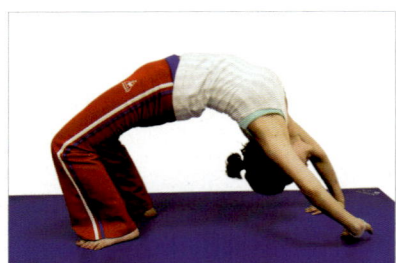

▶그림3 내쉰다. 팔꿈치를 편다. 손과 발이 가까이 한다.

18 변비해소 2 – 통조림 따개와 포탄 체위

• 효능

복부의 기능을 강화하고 대장의 연동 운동을 촉진하며 복부의 나쁜 기를 내보내고 변비의 증상을 완화시킨다. 위장이 느슨하거나 위축되고 무기력한 등 현상을 개선하며 위하수, 위궤양, 십이지장궤양 등 소화계통의 질병을 방지한다. 움츠린 자세는 복부에 지방이 생기는 것을 효과적으로 방지하고 허리와 엉덩이의 힘을 키우고 성기능을 강화한다.

• 주의

턱이 무릎에 닿아 있는 시간이 짧으면 숨을 참고 있어야 한다. 장시간 자세를 유지할 수 있으면 자세를 유지하면서 가볍게 흐흡하면 된다.

• 절차

1) 누워서 양다리를 곧게 펴고 양손은 신체 양측에 놓는다. 오른쪽 무릎을 굽히고 오른쪽대퇴를 가능한 가슴에 가까이 한다. 양손의 열손가락은 서로 교차하여 오른쪽 무릎을 잡는다.

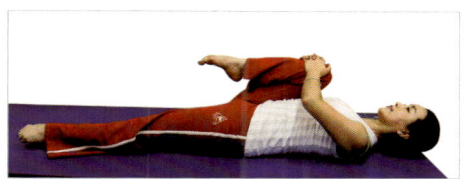

▶그림1 숨을 들이마신다. 왼쪽 다리가 힘을 빼면 안 되며 무릎은 곧게 펴야 한다. 양손은 서로 교차하여 무릎을 잡는다. 오른쪽 다리를 가능한 가슴에 가까이한다.

2) 머리를 들어서 오른쪽 무릎에 가까이하고 코를 무릎에 댄다. 복부근육이 팽팽해짐을 느끼고 원위치로 되돌아온다. 왼쪽 다리를 바꾸어 중복한다. 좌, 우 양다리를 각각 6회 실행한다.

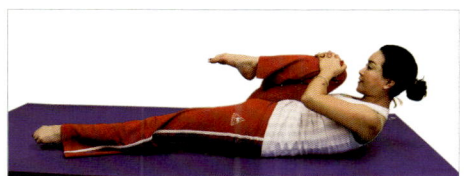

▶그림2 숨을 내쉬며 코를 무릎에 댄다. 복부근육은 팽팽해진다.

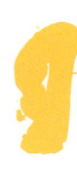

3) 양쪽다리를 모두 굽혀 가슴에 가까이 한다. 양팔은 양 무릎을 잡고 발끝은 곧게 편다. 가능한 머리를 높이 들어올린다. 턱을 무릎에 댄다. 복부근육의 팽팽함을 느낀다. 숨을 들이마시며 천천히 머리를 바닥에 놓는다. 숨을 내쉬며 손가락을 풀고 동시에 다리를 곧게 펴면서 바닥에 놓는다.

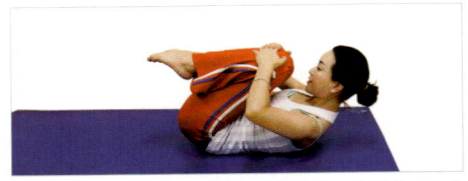

▶그림3 숨을 들이마시고 내쉰다. 발끝은 곧게 편 상태를 유지한다.

19 면역력을 향상시킨다 – 측면 신전 강화 체위

• **효능**

이 체위는 흉선호르몬의 분비를 자극하여 면역력을 향상시킨다. 그리고 등이 휜 것을 교정하는 데도 도움이 되며 반듯한 자세를 유지하게 해준다.

• **주의**

손을 뒤로 합장하면 가슴을 더 펴게 된다. 가슴을 크게 펴면 많은 흉선의 호르몬이 분비되어 면역력을 향상시킨다. 때문에 확실하게 합장을 하여 가슴을 펴야 한다.

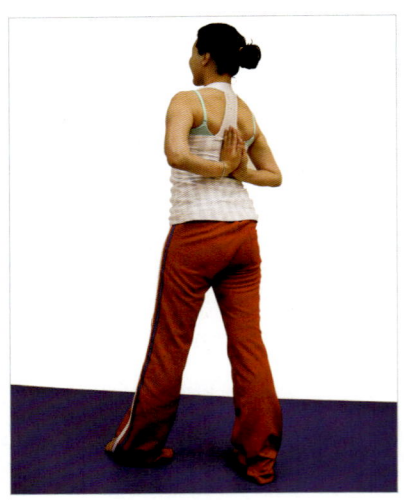

▶그림1 숨을 들이마신다. 발끝은 곧게 앞을 향한다. 수장은 등 뒤에서 합장한다.

Section 03

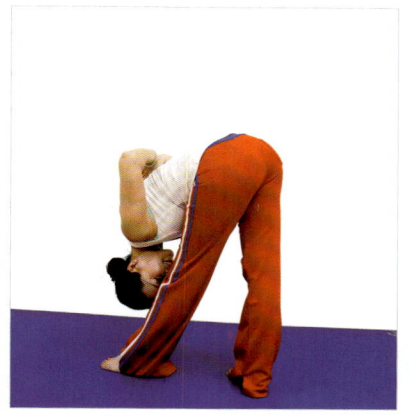
▶그림2 쉰다. 손목은 분리시키면 안 된다. 무릎은 굽히면 안 된다. 발뒤꿈치를 들면 안 된다.

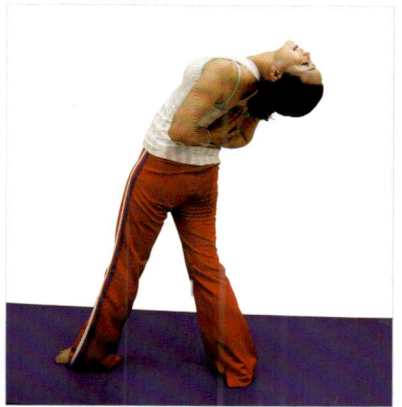
▶그림3 들이마시고 또 내쉰다. 경부를 신전한다. 복부는 앞으로 내민다.

• 절차
1) 양다리를 V자로 벌려 선다. 왼쪽 발은 앞으로 크게 내딛고 발끝은 앞을 향한다. 오른쪽발끝은 움직이지 않는다. 양손은 뒤에서 합장하고 들이마신다.
2) 숨을 내쉬며 상체를 앞으로 굽힌다. 얼굴을 다리에 대고 자세를 유지하며 5회 호흡한다.
3) 숨을 들이마시며 상체를 원상태로 회복한다. 숨을 내쉬며 상체를 뒤로 젖힌다. 머리는 힘을 빼고 뒤로 젖히고 경부와 인후는 충분히 신전한다. 자세를 유지하면서 5회 호흡한다. 좌우를 번갈아 진행한다.

• 더 쉬운 방법
손을 뒤에서 합장하기 어려우면 뒤에서 교차하여 서로 잡아도 된다.

- **틀린 자세 교정**

　무릎을 굽혀서는 안 된다. 상체는 허리부터 시작하여 아래로 내리누른다.

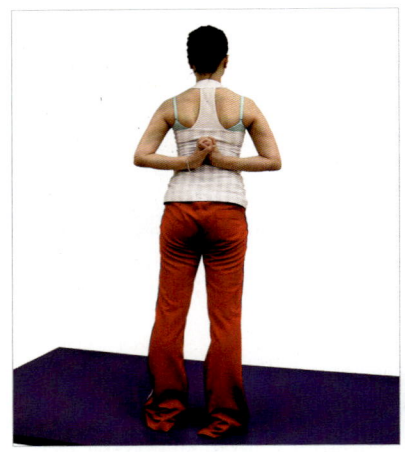 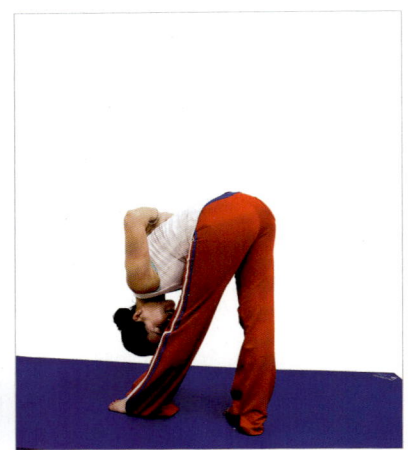

- **관련정보 – 수면은 면역력을 향상시킨다**

　수면의 질은 인체면역력과 밀접한 관계가 있다. 양호한 수면은 체내의 두 가지 림프수량을 뚜렷하게 상승시킨다. 잠잘 때에 인체는 포태벽이라는 수면인자를 분비한다. 이 인자는 백혈구를 증가시키고 대식세포를 활약시켜 간의 해독기능을 강화하고 침입한 세균과 바이러스를 소멸한다.

20 독소배출1 – 누운 각 체위

- **효능**

　흉근, 복근을 신전시키고 위장기능을 강화하며 변비의 증세를 개선하며 신체의 독소를 배출하고 요통 등 증세를 완화시킨다.

Section 03

- **주의**

  동작을 취할 때 무리를 하지 말아야 한다. 그렇지 않으면 척추부상을 일으킬 위험이 있다.

- **절차**

  1) 똑바로 누운 자세로 숨을 들이마시며 천천히 붙인 양다리를 위로 들어서 몸과 직각을 이루고 무릎은 곧게 편다.
  2) 숨을 내쉬며 허리에 힘을 주어 양다리를 머리 위로 들어 어깨 너머로 넘긴다. 양발의 발가락은 바닥에 대고 무릎은 곧게 편다. 양손은 허리를 지탱하며 신체중심을 안정시키고 턱을 거두어 시선을 복부를 향하게 한다.
  3) 숨을 들이마시며 가능한 양다리를 벌린다.
  4) 오른손으로 오른발의 모지를 잡고 왼손으로 왼발의 모지를 잡고 양발의 발뒤꿈치는 들고 등 아래쪽을 더 높이 든다. 정상적으로 호흡하며 이 자세를 20초 혹은 그 이상으로 유지한다.

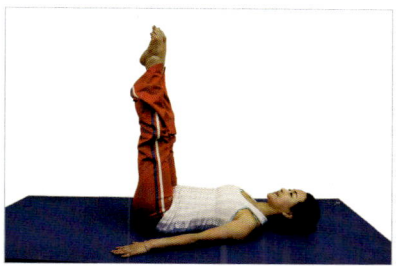

▶그림1 숨을 들이마신다. 양다리는 바닥과 수직된다.

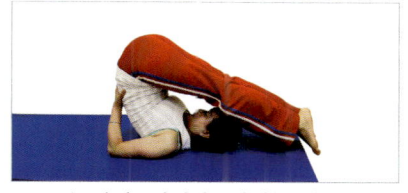

▶그림2 숨을 내쉰다. 시선은 단전을 향한다. 양손은 허리를 받쳐준다.

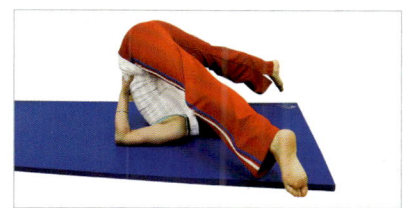

▶그림3 들이마신다. 양다리는 가능한 벌린다. 발끝이 바닥에 닿는다.

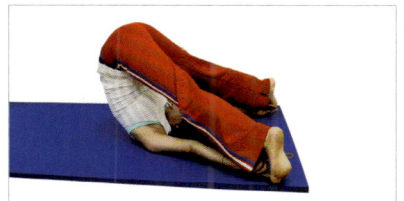

▶그림4 다리를 곧게 편다. 손으로 발가락을 단단히 잡는다.

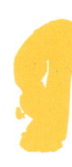

반드시 알아야 할 노인건강 생활

• **틀린 자세 교정**

뒤로 신체중심을 이동해야 한다. 등 아래쪽을 가능한 높게 들어준다.

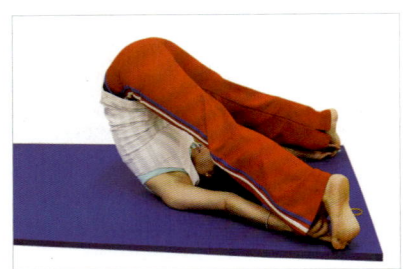

• **관련정보**

죽도 독소를 배출시킨다.

현대인들은 생활이 긴장하고 업무압력이 크고 음식실조로 위장질환이 쉽게 생기는데 "행기건위죽"(行氣健胃粥)으로 개선할 수 있다. 사인 5g, 진피 10g, 지골 10g, 불수 10g에 물을 부어 달이고 찌꺼기를 거른 다음 멥쌀100g와 적당한 물로 죽을 쒀 1일 2회 섭취하면 대변이 쉬워지며 체내의 독소와 노폐물이 전부 없어진다.

21 독소배출2 - 다리 체위

• **효능**

이 자세는 장을 자극하여 변비를 해소해준다. 신장을 자극하여 쓸데없는 수분, 염분과 노폐물을 배출한다. 때문에 신체의 부종을 해소하는 데도 도움이 된다.

• **주의**

허리를 최대한 높이 들어준다. 손은 허리를 지탱한다. 손바닥으로 전신을 지탱한다. 신장과 골반 뒤쪽의 장에 유효한 경혈을 자극한다.

- 절차

1) 똑바로 누워서 무릎을 세운다. 발뒤꿈치는 엉덩이에 가까이하고 양발은 벌리고 숨을 들이마신다.
2) 허리를 높이 들고 양손으로 받쳐준다. 양발은 바닥에 대고 팔꿈치는 가능한 가까이 한다.
3) 허리를 가능한 높게 들고 무릎은 곧게 펴고 발바닥은 바닥에 붙이고 턱은 가두고 이 자세를 유지하며 5회 호흡한다.

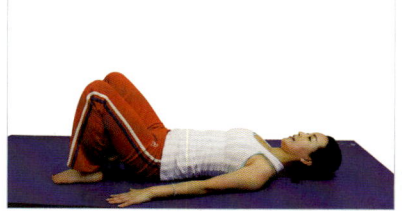
▶그림1 숨을 들이마신다. 신체는 곧게 편다. 양발은 벌리고 발뒤꿈치는 바닥에 붙인다.

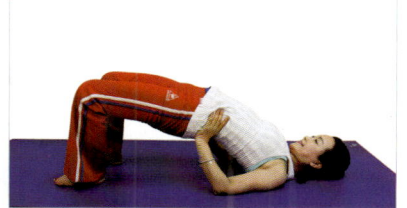
▶그림2 숨을 내쉰다. 팔꿈치를 가까이 한다. 발뒤꿈치는 확실하게 바닥에 붙인다.

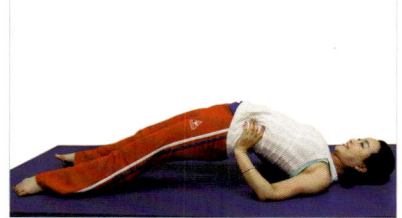
▶그림3 허리를 가능한 높이 든다. 무릎은 곧게 편다.

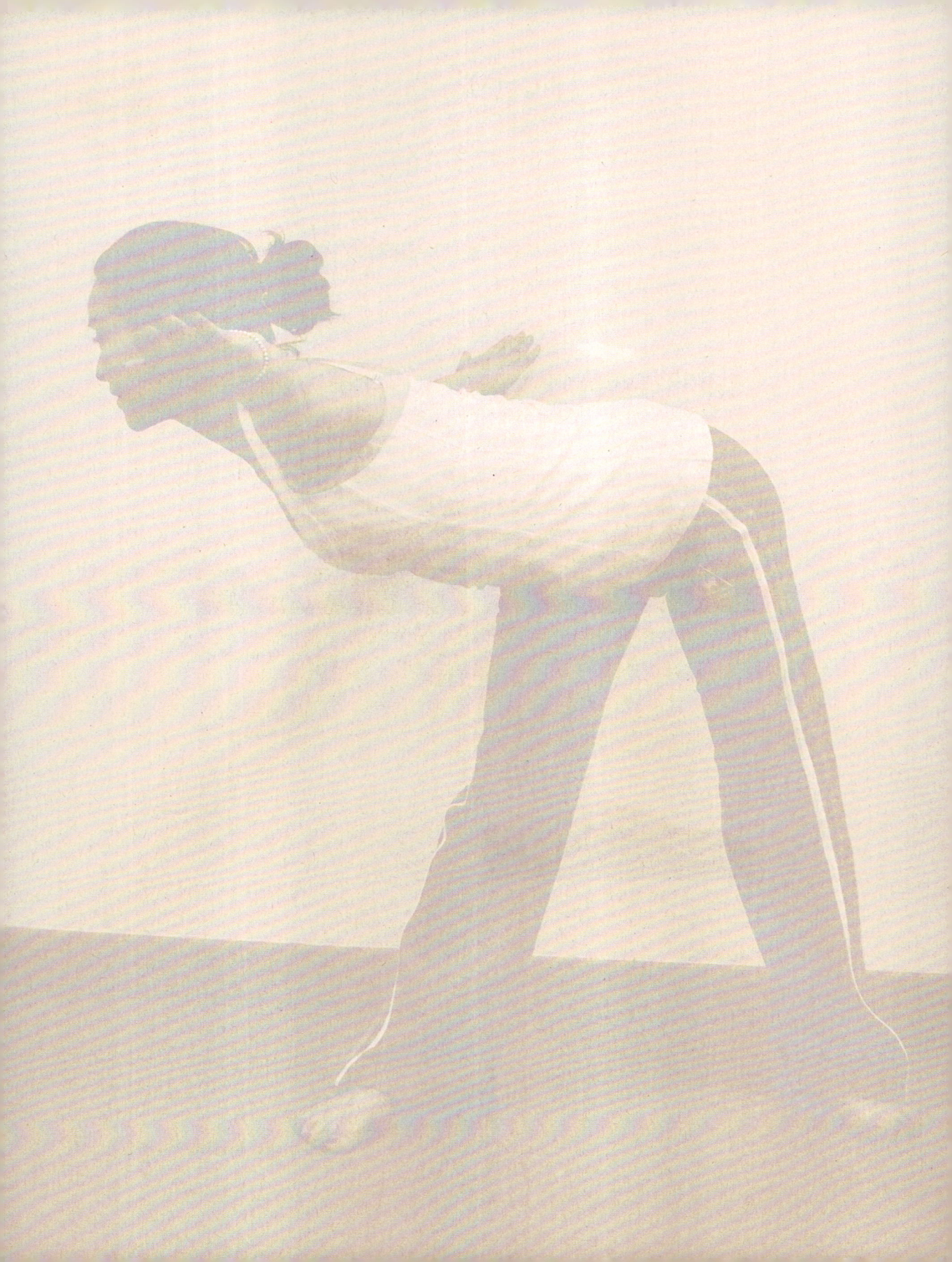

반 드 시 알 아 야 할 노인건강 생활

Section

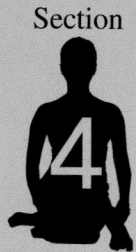

4

요가가 건강한 체형을 만든다

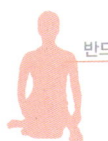
반드시 알아야 할 노인건강 생활

요가가 건강한 체형을 만든다

노년에 요가가 필요한 이유는 무리한 운동이 아니더라도 요가는 신체의 가동범위를 넓혀주고 균형적인 체형을 잡아주며 노화의 진행을 지연케하는 중요한 테라피이다. 운동부족은 장시간 사용하지 않으면 조직이 수축되어 만병의 근원이 되며 혈액순환 장애를 가져와 각종 생활 질병을 유발할 수 있다. 따라서 요가는 노년의 즐거움과 행복감을 가져다줄 뿐만 아니라 노화를 미연에 예방하는 가장 적절한 움직임 테라피이다.

01 허리 비틀기 체위

- **효능**

  이는 아름다운 허리를 유지하는 자세이다. 그리고 간의 대사를 촉진시킨다. 때문에 숙취에도 좋은 효과가 있다.

- **주의**

  몸을 비틀 때 상체는 곧게 편 자세를 유지하여야 한다. 상체를 곧게 펴서 비틀어야 복부와 허리의 심층의 근육이 정확하게 부하를 받아 허리의 지방을 태워버려서 날씬한 허리를 만들 수 있다.

- **절차**

  1) 앉아서 허리를 펴고 양다리는 무릎을 굽혀 세우고 양손은 소퇴의 앞에서 교차한다.
  2) 왼쪽 다리를 굽히고 발뒤꿈치를 오른쪽 엉덩이 옆으로 당겨놓는다. 오른쪽 무릎을 세워서 왼쪽 다리를 넘어서 왼쪽 무릎의 옆의 바닥에 놓는다.

3) 왼손을 오른쪽 무릎외측에서 끼워 넣어 등 뒤를 돌아온 오른손과 서로 잡는다. 허리, 등을 곧게 펴고 내쉬며 얼굴과 상체를 함께 오른쪽으로 비틀고 이 자세를 유지하면서 10회 호흡한다.

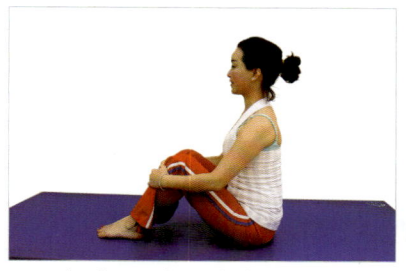

▶그림1 양 무릎을 굽혀 앉는다.

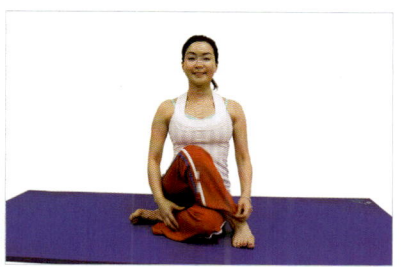

▶그림2 숨을 들이마신다. 발끝을 앞으로 향하고 발바닥은 바닥에 붙인다. 엉덩이를 바닥에 붙인다.

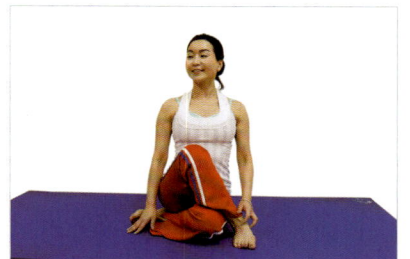

▶그림3 숨을 내쉰다. 등을 곧게 편다. 엉덩이를 바닥에서 들면 안 된다.

02 허리통증을 예방하는 삼각회전 신전 체위

• 효능

삼각회전 신전 체위는 척추하부의 혈액순환을 증가하고 척추, 허리, 등의 근육이 전부 좋은 단련을 받게 한다. 허리를 가늘어지게 할 뿐만 아니라 허리통증을 해소하며 대퇴, 소퇴의 근육과 인대의 힘을 강화한다.

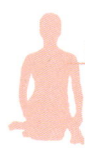
반드시 알아야 할 노인건강 생활

• **주의**

여자가 임신 6개월을 넘으면 이 자세를 삼가야 한다.

• **절차**

1) 직립 상태에서 양다리를 크게 벌리고 발끝이 약간 바깥을 향하게 한다. 양팔은 옆으로 펴서 바닥과 평행되게 하는 것이 바로 기본 삼각 체위이다.

2) 숨을 내쉬며 천천히 오른쪽 아래방향으로 허리를 굽히고 허리를 굽히는 과정에 양팔이 바닥과 평행을 유지하게 한다.

3) 가능한 오른쪽으로 허리를 굽히고 허리 위의 상체가 동시에 앞으로 굽히는 것을 피해야 한다. 왼손 끝은 신체우측에서 바닥에 댄다. 이 자세를 10초씩 좌우 유지하면서 균일하게 호흡한다. 들이마시며 기본삼각 체위를 회복한다. 그리고 왼쪽도 같은 절차로 한다. 좌우를 각각 5회씩 실행한다.

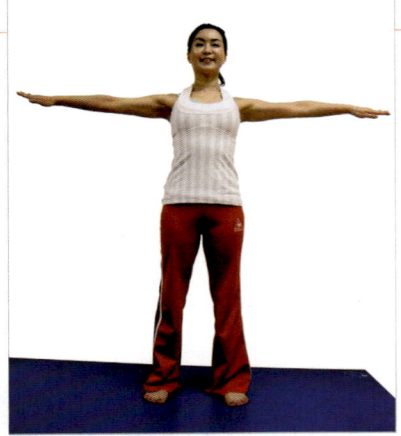
▶그림1 숨을 들이마신다. 발끝은 약간 바깥을 향한다.

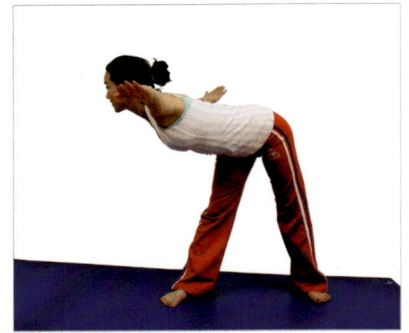
▶그림2 숨을 내쉰다. 허리를 곧게 편다.

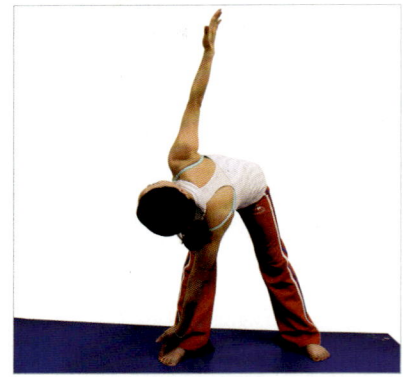
▶그림1 오른쪽 팔은 수직되게 위로 든다. 손끝은 바닥에 닿는다.

03 요통을 줄여주고 평형감각을 키워주는 배 체위

• 효능

복부에 힘을 주는 연습을 통하여 복부근육을 단련시키고 등과 다리의 라인을 만든다. 등과 신장을 강화하고 요통을 감소하며 신체의 평형능력을 강화한다.

• 주의

엉덩이를 지탱점으로 삼아 신체의 평형을 제어하고 허리와 복부는 조여야 한다.

• 절차

1) 앉은 자세로 양다리를 가슴 앞에서 굽히고 발끝이 위로 향하게 하고 발뒤꿈치는 바닥에 붙이고 양손은 발끝을 잡는다.

2) 숨을 내쉬며 머리, 상체를 뒤로 젖히고 복근을 이용하여 양다리를 들고 양팔은 곧게 펴서 바닥과 평행되게 한다. 발끝과 머리는 바닥에서 약 0.5미터 높이로 한다. 숨을 참으며 최대한 오래 이 자세를 유지한다.

3) 2의 자세를 유지하며 유연성이 좋은 사람은 들이마시며 다리를 몸과 가까이 하고 양손

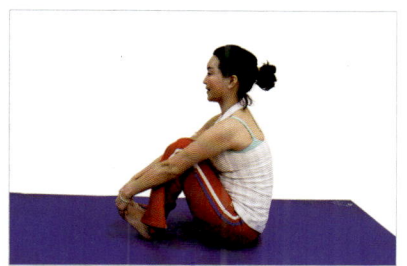

▶그림1 숨을 들이마신다. 무릎을 굽힌다. 양손으로 발끝을 잡는다.

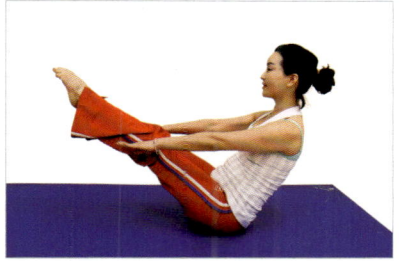

▶그림2 숨을 내쉰다. 복부에 힘을 준다. 양팔과 바닥이 평행된다.

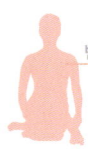

반드시 알아야 할 노인건강 생활

은 교차하여 발목을 잡고 내쉬며 다리를 상체에 더 가까이 하며 자세를 유지하면서 5회 호흡한다.

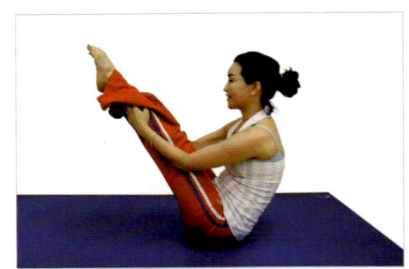

▶그림3 숨을 들이마셨다가 내쉰다. 등은 곧게 편다.

04 팽팽한 복부2 – 범 체위

• 효능

복부, 관골 부위, 대퇴의 불필요한 지방을 감소시킨다. 척추로 하여금 충분히 단련하게 한다. 좌골신경을 풀어주어 좌골신경통 환자에게도 효과가 있다. 여성의 생식기관을 강화하고 분만 후 여성의 체형회복을 촉진시킨다.

• 주의

아래로 흔들 때 발은 바닥에 닿으면 안 된다. 전신을 풀어주고 주의력을 신체나 동작과정에 집중시킨다.

• 절차

1) 바닥에 꿇어앉아 엉덩이를 양발의 뒤꿈치에 놓는다. 척추를 곧게 펴고 엉덩이를 들어올린다. 양손은 바닥에 놓고 기는 자세를 한다. 눈은 앞을 주시한다.

2) 이 자세를 20초간 유지한다. 숨을 들이마시며 왼쪽 다리를 뒤로 곧게 펴서 바닥과 평행되게 한다. 두 눈은 전방을 주시하고 이 자세를 몇 초간 유지한다.

3) 왼쪽 다리를 위로 들고 무릎을 곧게 펴서 이 자세를 유지하면서 가능한 머리를 높이 쳐들고 목을 신전한다.
4) 숨을 참고 왼쪽 다리를 굽히고 머리를 드리운다. 내쉬며 굽힌 다리를 가슴 쪽으로 가까이 한다. 발이 바닥보다 조금 높게 들고 머리는 아래로 숙이고 두 눈은 아래를 주시하며 코를 무릎에 댄다. 척추가 아치형이 되어야 한다. 그리고 오른쪽 다리를 바꾸어 연습을 반복한다.

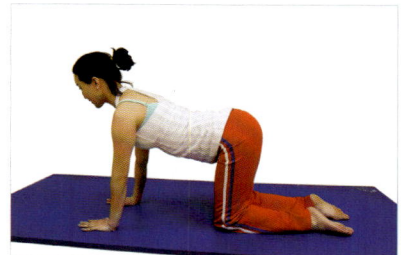

▶그림1 숨을 내쉰다. 대퇴와 바닥이 수직된다. 시선은 바닥과 평행된다.

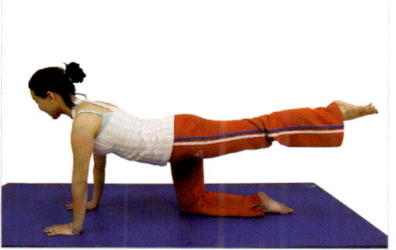

▶그림2 숨을 들이마신다. 오른쪽 다리와 바닥이 평행된다.

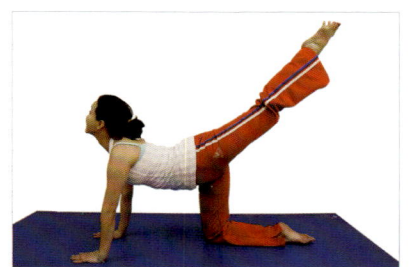

▶그림3 숨을 들이마신다. 무릎을 곧게 편다. 목을 신전한다. 뒤로 당기며 신전한다.

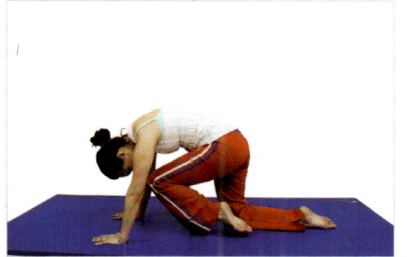

▶그림4 숨을 내쉰다. 척추를 아치형으로 굽힌다.

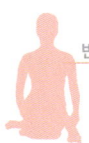
반드시 알아야 할 노인건강 생활

05 골다공증 예방 – 무용의 변화 체위

• **효능**

비뚠 어깨를 교정할 수 있다. 발목, 무릎, 고관절을 강화하고 골다공증, 염좌, 골절을 예방한다.

• **주의**

전방을 바라볼 때 좌우를 두리번거리면 의식이 분산되고 평형감각을 잃게 된다. 때문에 한쪽 다리로 서서 전방을 주시할 때는 한점을 고정해서 바라보면서 주의력을 집중시켜 평형감각을 유지한다.

• **절차**

1) 발뒤꿈치를 붙이고 직립자세를 취한다.
2) 왼쪽 무릎을 굽히고 왼손은 발등을 잡는다.
3) 오른팔은 귀를 거슬러 위로 쳐든다.
4) 내쉬며 상체를 천천히 앞으로 기울인다. 엉덩이를 높이 들며 왼발을 높이 든다. 오른팔과 바닥은 평행되고 얼굴은 정면을 향하고 눈은 앞을 주시한다. 자세를 유지하면서 5회 호흡한다.
5) 유연성이 좋으면 왼발을 가능한 높이 들어 발끝이 머리보다 높게끔 할 수 있다. 좌우를 번갈아 진행한다.

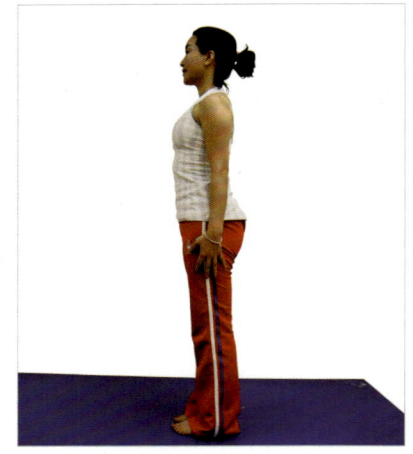

▶그림1 양발을 모은다.

Section 04

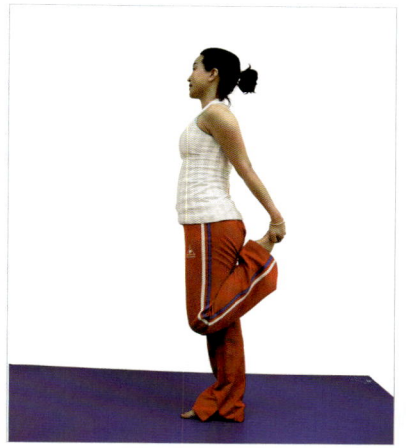

▶그림2 복부에 힘을 준다. 오른쪽 다리는 굽히면 안 된다.

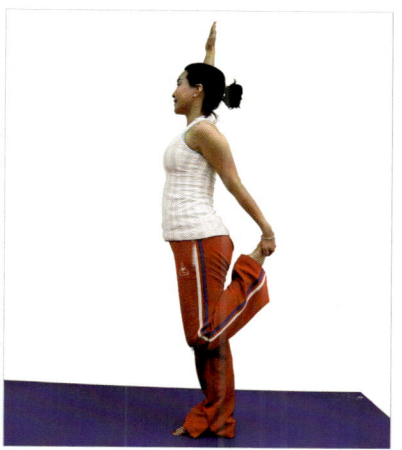

▶그림3 숨을 들이마신다.

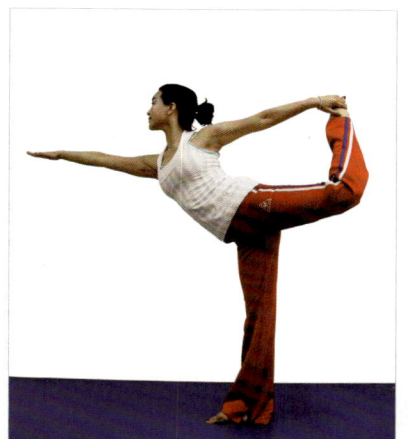

▶그림4 숨을 내쉰다. 시선은 한 점을 주시한다. 팔과 바닥이 평행된다. 대퇴 끝으로부터 높이 쳐든다.

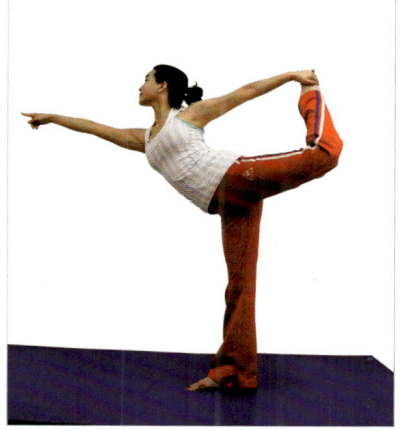

▶그림5 숨을 내쉰다. 발끝이 머리보다 높게 한다. 무릎은 굽히면 안 된다.

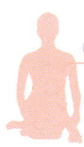

반드시 알아야 할 노인건강 생활

- **틀린 자세 교정**

  무릎을 위로 동시에 뒤로 벌린다. 고관절은 무리하게 위로 비틀어서는 안 된다.

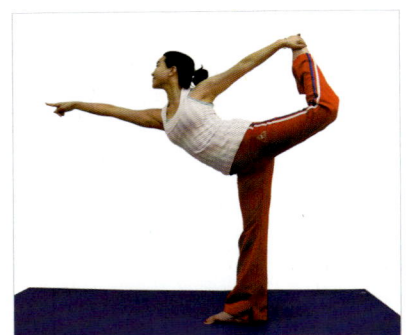

- **매끄럽고 풍만한 엉덩이를 만든다.**

  목욕을 하고 난 뒤 크림을 손바닥에 놓고 대퇴와 엉덩이를 연결한 곳부터 시작하여 원을 그리는 방식으로 허리까지 마사지 한다. 앞뒤와 측면을 전부 해야 한다. 이는 엉덩이부위의 혈액과 림프순환이 원활하게 하며 엉덩이 형태가 고르고 피부도 보양할 수 있다.

06 어깨결림 해소 – 소 얼굴 체위

- **효능**

  가슴을 풍만하게 하는 동시에 어깨 결림에도 좋은 효과가 있다.

- **주의**

  연습할 때 주의력은 양다리를 내리누르는 감각과 가슴이 확장되는 느낌에 두어야 한다.

• 절차

1) 앉아서 왼쪽 무릎을 굽히고 발뒤꿈치를 당겨 엉덩이 왼쪽에 가져다 놓고 오른쪽 다리도 마찬가지로 굽히고 오른쪽 무릎이 왼쪽 무릎 위에 겹쳐 신체의 중심선에 맞추고 양손은 발바닥에 놓는다.
2) 1의 자세를 유지하면서 양팔을 벌려 바닥과 평행되게 한다.
3) 왼손은 위로 오른손은 밑으로부터 등 뒤로 가져가 손가락을 걸고 머리, 경부는 곧게 펴고 앞을 주시한다. 이 자세를 5~20초 유지하고 호흡은 정상적으로 진행한다.
4) 숨을 내쉬며 상체를 가능한 뒤로 젖히고 눈은 천장을 주시한다. 자세를 유지하면서 5회 호흡한다. 그리고 양손을 놓고 양다리를 편다. 좌우를 번갈아 같은 방법으로 진행한다.

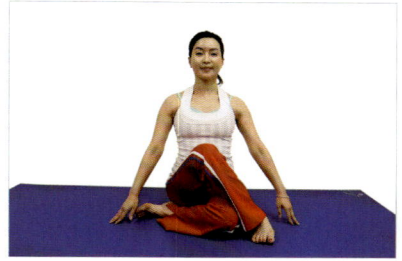

▶그림1 숨을 들이마신다. 양발의 발등은 펴고 바닥에 붙인다.

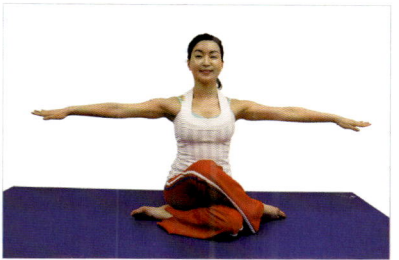

▶그림2 숨을 내쉰다. 양팔이 바닥과 평행된다.

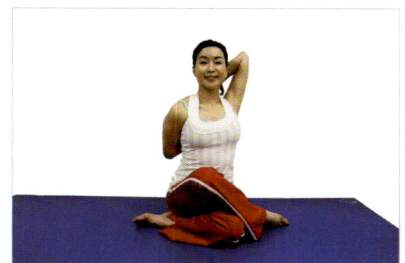

▶그림3 숨을 들이마신다. 팔꿈치는 위로 치켜든다.

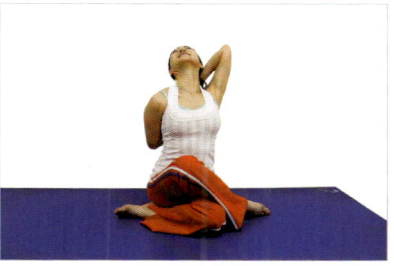

▶그림4 숨을 쉰다. 경부는 곧게 편다.

07 곱사등 예방 – 뱀이 공격하는 체위

• 효능

이 자세는 유방하수를 예방할 수 있고 등이 휘는 현상을 교정할 수 있다. 스트레스를 해소하고 피로를 해소하며 기운을 차리게 하고 마음을 편하게 한다.

• 주의

매일 최소한 6회를 반복해서 동작을 취한다. 가슴과 허리, 등에 감각이 있어야 효과가 있다.

• 절차

1) 양손과 양 무릎이 바닥에 닿는다. 양손은 약 0.5미터 정도 벌리고 양팔은 양 어깨와 수직된다. 한편으로는 양손이 바닥을 누르고 있는 자세를 유지하고 한편으로는 엉덩이를 양발뒤꿈치에 내려놓는다. 그리고 머리를 바닥에 붙이고 달 체위를 실행한다.

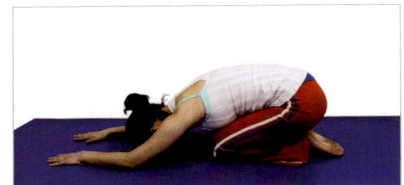
▶그림1 머리를 바닥에 붙인다. 엉덩이를 양발뒤꿈치에 놓는다.

2) 양 무릎은 계속 꿇은 채로 있고 엉덩이는 위로 치켜들고 양손으로 신체를 지탱한다. 들이마시며 가슴을 앞으로 이동한다.

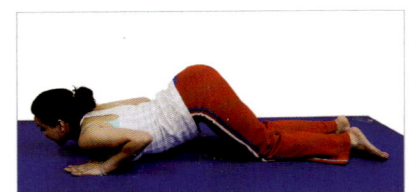
▶그림2 숨을 들이마신다. 엉덩이를 쳐든다. 양손으로 신체를 지탱한다.

3) 양다리가 바닥에 닿고 가슴이 더는 앞으로 이동할 수 없을 때 양팔을 펴고 복부를 내려놓으면서 가슴을 위로 펴고 등이 아치형이 되

게끔 하고 두 눈은 위를 주시한다. 정상적으로 호흡하면서 이 자세를 10~20초간 유지한다. 그런 다음 달 체위로 회복한다. 반복하여 6회 실행한다.

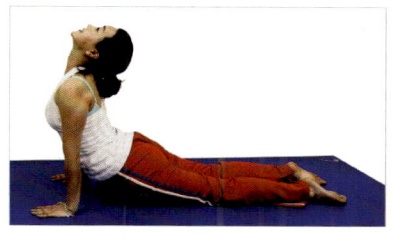
▶그림3 숨을 내쉰다. 머리를 쳐들고 눈은 천장을 바라본다. 등이 오목한 아치형으로 된다.

08 휜 등과 처진 어깨 예방 - 낙타 체위

• 효능

척추를 신전시키고 강화하며 혈액순환을 촉진시킨다. 특히 척추신경이 별도의 혈액과 영양분을 섭취하는 효과를 누릴 수 있다. 이 자세는 휜 등과 어깨하수에 매우 좋은 효과가 있다.

• 주의

만약 초보자가 뒤로 몸을 젖히는 폭이 크지 못하면 발바닥을 곧게 세우고 발끝을 바닥에 대는 연습을 하면서 의식을 신전된 복부에 두면 된다.

• 절차

1) 꿇어앉아 양손은 아래로 늘어뜨리고 양 무릎은 약간 벌린 상태에서 발가락은 뒤로 향한다.
2) 숨을 들이마시며 양손은 옆구리에 놓는다.
3) 척추를 뒤로 굽혀 대퇴의 근육을 신전한다. 숨을 내쉬며 양 수장을 발바닥 위에 놓는다. 대퇴는 바닥에 수직되게 놓는다. 머리는 뒤로 젖히고 수장으로 발바닥을 내리누르며 이를 빌어서 가볍게 척추를 대퇴방향으로 민다. 30초를 유지한 다음 양손을 옆구리에 놓고 준

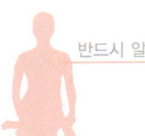

비자세를 회복한다. 그런 다음 앉아서 휴식을 취한다.

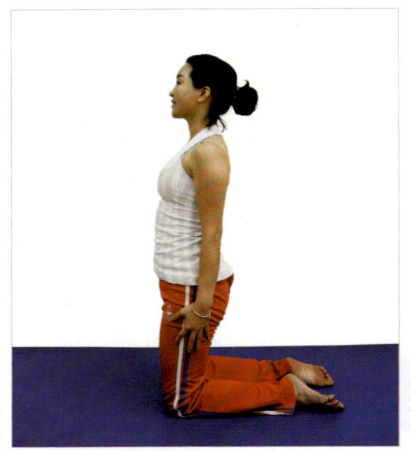
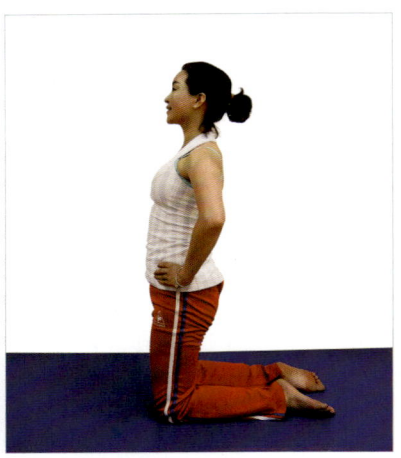

▶그림1 숨을 들이마신다. 상체는 곧게 편다. 양 무릎은 약간 벌린다.

▶그림2 숨을 들이마신다.

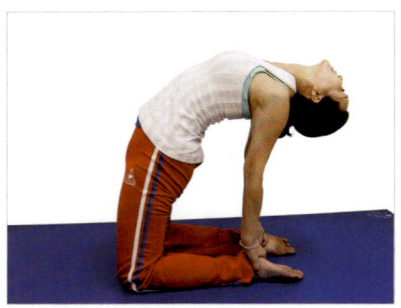

▶그림3 숨을 내쉰다. 경부를 신전한다. 관골을 앞으로 내민다.

09 기운 어깨를 교정해 준다 – 쌍각(雙角) 체위

- **효능**

이 자세는 등 윗부분과 어깨의 근육군을 강화시켜준다.

- **주의**

동작을 마친 후에 두 눈을 감고 전신에 힘을 빼고 15~30초간 선다. 이때 하나의 사람을 편하게 하고 상쾌하고 격동시키는 에너지가 머리위로부터 발끝까지 온 몸에 전달되는 느낌이 있어야 한다. 이는 신경계통에 진정작용이 있다.

- **절차**

1) 몸을 곧게 세우고 양발은 약간 벌리고 양손은 몸 옆에 드리운다. 들이마시며 양팔을 등 아래쪽에 놓고 양 손가락은 서로 교차한다.
2) 숨을 내쉬며 상체를 허리로부터 앞으로 굽힌다.
3) 가슴과 머리가 다리에 닿을 때까지 상체를 계속 앞으로 굽히며 가능한 양팔을 머리 위와 뒤로 신전한다. 이 자세

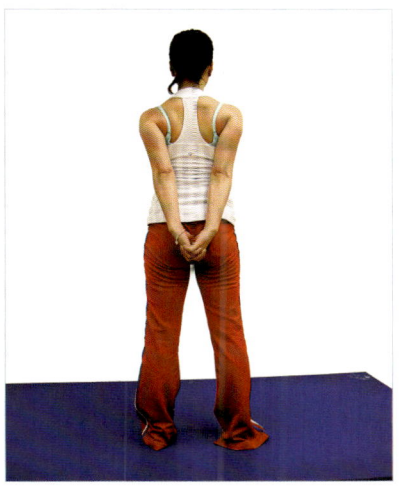

▶그림1 숨을 들이다신다. 양손은 열손가락을 서로 교차한다.

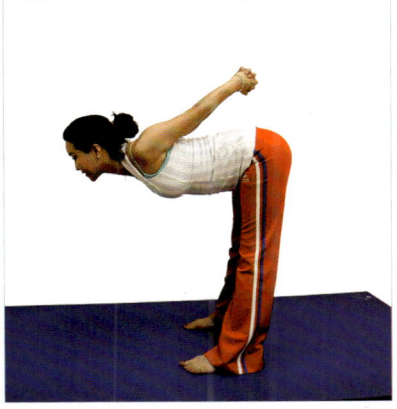

▶그림2 숨을 내쉰다. 상체를 앞으로 굽힌다.

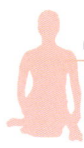

반드시 알아야 할 노인건강 생활

를 유지하면서 머리를 내리 드리운다. 이 자세를 20초 혹은 더 오래 지속한다. 천천히 기본자세로 돌아온다. 3~5회 중복한다.

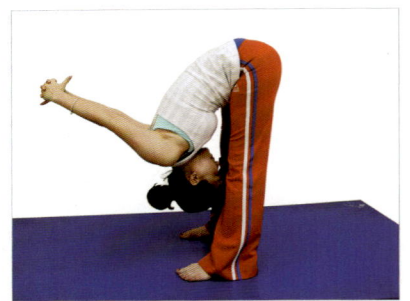

▶그림3 양팔을 머리 뒤로 가능한 신전한다. 양 어깨는 힘을 뺀다.

10 화색이 도는 얼굴 만들기 – 학의 변형 체위

• 효능

견실한 팔과 경부, 얼굴의 혈액순환을 개선해 준다. 또한 두피와 머리카락이 더욱 많이 자라도록 해준다.

• 주의

두부에 위치한 백회혈을 바닥에 댄다. 평형을 유지할 때 경부를 이용하여 지탱한다.

• 절차

1) 무릎을 꿇은 자세로 앉는다.
2) 양손은 어깨 너비로 벌리고 손바닥은 앞쪽의 바닥에 놓는다.
3) 엉덩이를 들어올리고 양팔은 머리 앞으로 신전한다. 온몸이 삼각형이 된다. 머리 위의 백회혈을 바닥에 댄다.
4) 숨을 들이마시며 발바닥을 세우고 발끝을 바닥에 붙인다. 팔꿈치는 거두어들이고 전완이 바닥에 수직된다.
5) 천천히 양발을 얼굴에 가까이 한다.
6) 숨을 내쉬며 왼쪽 무릎을 왼팔 상완에 놓고 5회 호흡한다. 들이마

시며 5의 자세로 돌아온다. 다시 숨을 내쉬며 오른쪽 무릎을 오른쪽 상완에 놓고 5회 호흡한다.

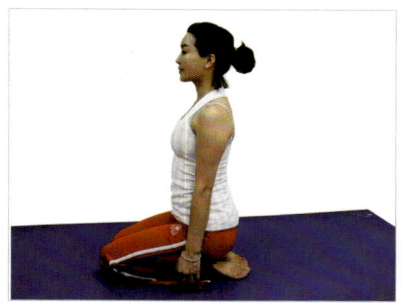
▶그림1 무릎 꿇은 자세로 앉아 양손을 어깨 넓이로 벌린다.

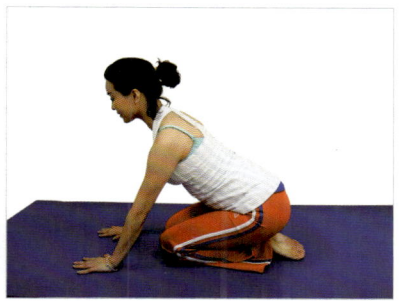
▶그림2 숨을 들이마신다. 양손은 평행되게 놓는다. 발가락이 겹치면 안 된다.

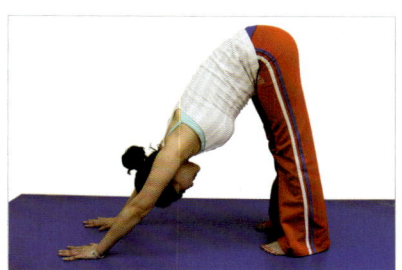
▶그림3 숨을 내쉰다. 정수리 백회혈 부위를 바닥에 댄다.

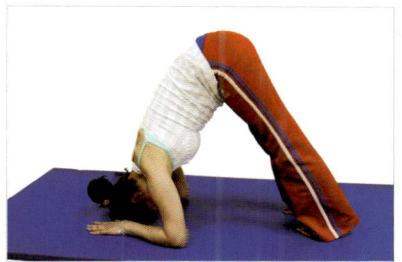
▶그림4 숨을 들이마신다. 전완과 바닥이 수직된다. 발끝을 바닥에 댄다.

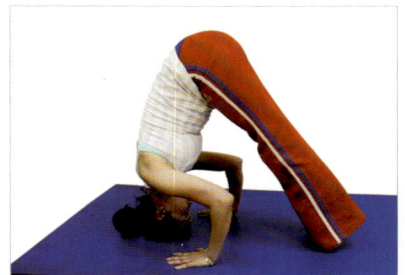
▶그림5 숨을 내쉰다. 양발을 얼굴에 가까이 한다.

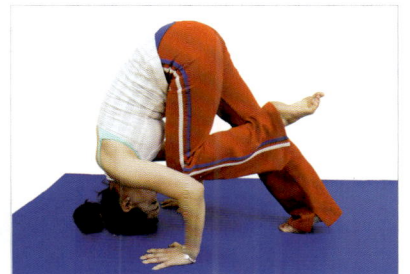
▶그림6 숨을 내쉰다. 무릎을 굽힌다.

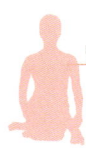
반드시 알아야 할 노인건강 생활

- **요가가 한 팔의 힘을 보탠다.**

여름에 군살이 많아 소매 없는 옷을 입지 못하는가? 괜찮다. 요가가 한 팔의 힘을 보탤 것이다. 지속적으로 연습한다면 양팔이 충분하게 신전하여 대량의 쓸모 없는 지방을 감소시킨다. 그리고 피부도 탄탄하게 하고 느슨하고 처지는 것을 방지한다. 쉽게 한 쌍의 가늘고 긴 아름다운 팔을 가져 이번 여름에는 여한이 없게 한다.

11 튼튼한 다리와 단단한 팔 만들기 – 매 체위

- **효능**

이 자세는 대퇴를 견실하게 만들 뿐만 아니라 상완을 견실하게 한다. 주의력과 평형감각도 키운다.

- **주의 – 팔을 휘감는 방법**
  1) 양손의 모지를 자신을 가리키게 하고 왼손이 오른쪽 팔꿈치아래로 돌아온다.
  2) 양팔을 더 깊이 교차시켜 손목도 휘감는다. 이때 모지가 자신을 향하게 하고 양 손바닥은 한데 모으고 손가락을 세운다.

- **절차**
  1) 기본 체위로 서서 왼팔의 상완 뒤쪽을 오른쪽 상완의 앞쪽에 놓는다.
  2) 위에서 서술한 '팔을 휘감는 방법'으로 양팔을 휘감는다.
  3) 상체의 자세는 변함이 없고 양 무릎은 약간 굽힌다.
  4) 왼쪽 대퇴의 뒤쪽을 오른쪽 대퇴의 앞쪽에 붙인다. 왼쪽 소퇴를 오른쪽 소퇴의 뒤에 붙인다. 왼발의 발등을 오른쪽 소퇴의 안쪽에 붙이고 오른쪽 다리로 신체의 평형을 제어한다.
  5) 깊고 긴 호흡을 유지하면서 무릎을 굽혀 중심을 낮추고 신체의 평

형을 유지한다. 내쉬며 몸을 일으켜 손과 다리를 풀고 다른 쪽을 바꾸어 연습한다.

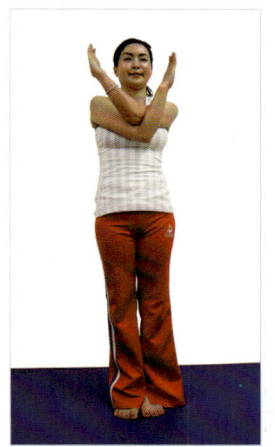

▶그림1 왼팔 뒤쪽을 오른팔 앞쪽에 놓는다.

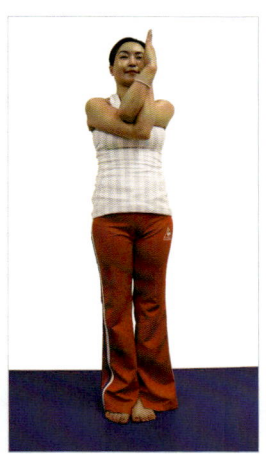

▶그림2 모지가 얼굴을 향하게 한다.

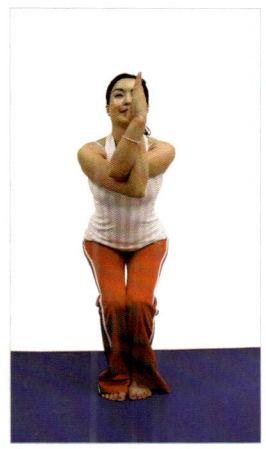

▶그림3 무릎을 굽힌다.

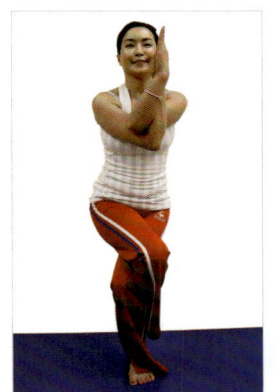

▶그림4 숨을 들이마신다. 팔을 꼭 휘감는다. 등은 곧게 편다. 양다리를 휘감는다.

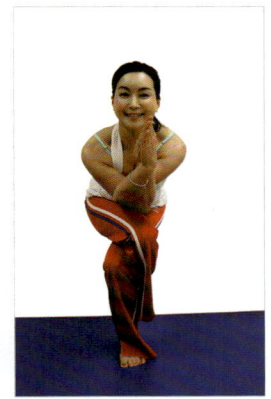

▶그림5 숨을 내쉰다. 시선은 한 점을 주시한다.

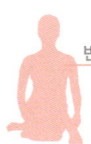

반드시 알아야 할 노인건강 생활

- **틀린 자세 교정**

  양 어깨는 힘을 빼야 한다. 왼쪽 팔이 아래에 있으면 하지는 오른쪽 대퇴가 왼쪽 대퇴 위에 있어야 한다. 이렇게 해야만 더 쉽게 평형을 제어할 수 있다.

- **대퇴의 군살을 빨리 사라지게 하라**

  대퇴내측은 가장 쉽게 지방이 쌓이는 부위이다. 달리기, 자전거타기, 수영 등 운동으로 다이어트를 하는 외에 보조로 간단하게 대퇴내측을 마사지할 수 있다. 무릎으로부터 치골방향으로 20~30번 유념법(피부나 근육을 짜내듯이 주무르는 기법)으로 하루에 2~3회 진행한다. 집에 있을 때는 간단한 대퇴운동을 할 수 있다. 앉거나 눕는 것을 막론하고 대퇴를 굽혀 베개를 약 5초 동안 조이고 있다가 풀어주고 다시 힘을 주고를 반복하면 대퇴내측이 더 건실해 질 수 있다.

12 탄탄한 종아리 유지를 위한 앞으로 굽힌 체위

- **효능**

  이 자세는 종아리에 부하를 가하여 종아리가 더 건실해지게 한다. 허리 주위와 다리의 근육을 풀어주고 허리와 다리의 혈액순환을 개선한다.

- **주의**

  상체를 굽히기 위하여 무릎을 굽힌다면 효과는 반으로 줄어들 것이다. 상체를 완전히 앞으로 굽히지 못하더라도 자신이 할 수 있는 범위 내에서 앞으로 굽히면 충분히 종아리를 가늘게 하는 효과를 볼 수 있다.

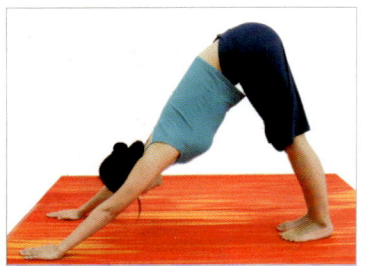

▶그림1 양팔을 귓가를 따라 위로 쳐 든다. 곧게 서서 힘을 뺀다. 양발은 평행된다.

Section 04

• 절차
1) 양발을 벌리고 서서 양팔을 높이 들고 눈은 앞을 바라본다.
2) 내쉬며 신체를 앞으로 굽힌다. 척추는 굽히지 말아야 한다.
3) 들이마시며 상체를 약간 풀어주고 내쉬면서 팔꿈치를 굽힌다. 수장은 발 양측의 바닥에 놓고 얼굴은 소퇴에 가까이 한다. 자세를 유지하면서 5회 호흡한다.

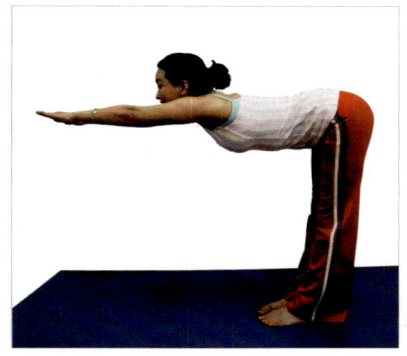
▶그림2 숨을 내쉰다. 척추를 편다. 발바닥은 바닥에 붙인다.

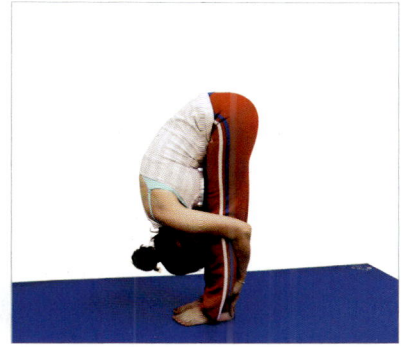
▶그림4 숨을 내쉬었다가 다시 들이마신다. 가슴과 얼굴을 다리에 붙인다. 수장은 발 양측에 평평하게 놓는다.

13 혈액순환 활성화를 위한 산마루 체위

• 효능
소퇴의 신경과 근육을 단련시킨다. 동시에 척추를 굽혀 척추의 유연성을 증가시키고 척추신경을 자극하여 척추의 혈액순환을 촉진한다.

• 주의
마지막 동작에서 최대한 양다리와 양팔이 곧은 상태를 유지하게 하며 양발의 뒤꿈치를 바닥에 붙인다. 만약 발뒤꿈치를 바닥에 붙이기 어려우면 발뒤꿈치를 아래위로 조금씩 이동하게 하여 다리의 힘줄을 신전하게

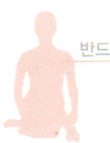

한다.
- 절차
  1) 꿇어앉아 엉덩이를 양발의 뒤꿈치에 놓고 척추는 곧게 편다.
  2) 상체를 앞으로 굽히고 이마를 바닥에 대고 양팔은 앞으로 내밀고 가슴은 무릎에 붙인다.
  3) 숨을 들이마시며 몸을 일으키고 양손과 양 무릎을 바닥에 놓고 꿇어앉는다. 팔과 다리는 바닥과 수직이 되도록 자세를 취한다.
  4) 숨을 들내쉬며 양다리를 펴고 엉덩이를 높이 들면서 양팔과 등이 직선이 되게 하고 머리는 양팔의 사이에 집어넣는다. 신체가 마치 삼각형과 같게 한다. 발뒤꿈치는 바닥에 내려놓고 정상적으로 호흡

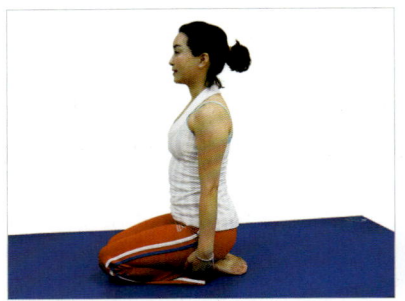
▶그림1 척추를 곧게 편다. 엉덩이를 발뒤꿈치에 놓는다.

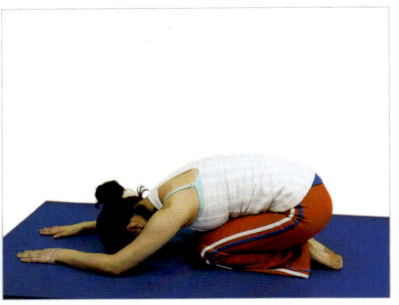
▶그림2 이마를 바닥에 댄다. 가슴을 무릎에 붙인다.

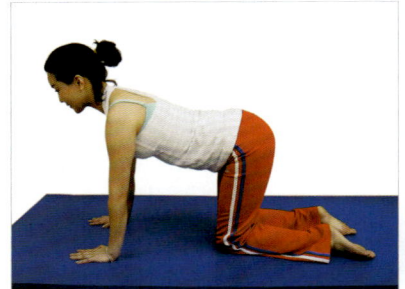
▶그림3 숨을 들이마신다. 팔과 다리는 평행되며 바닥과 수직된다.

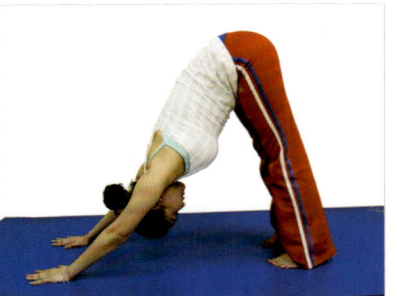
▶그림4 숨을 내쉰다. 발뒤꿈치를 바닥에 착지시킨다.

하면서 이 자세를 약 1분간 유지한다. 들이마시며 양손과 양 무릎이 바닥에 놓인 꿇은 자세를 회복한다. 6회 중복한다

14 두부의 혈행개선과 화색도는 얼굴 만들기- 반 물구나무서기 체위

• 효능

저혈압을 개선하고 신경계통이 평형을 이루게 하며 두부, 경부의 근육의 힘을 강화하고 머리의 혈액공급을 강화하여 얼굴피부가 더욱 팽팽해지게 한다.

• 주의

처음부터 무리를 하지 말고 점차적으로 시간을 늘린다. 머리 아래에 부드러운 매트를 놓아야 한다. 고혈압환자, 현기증이 있는 사람 그리고 경부가 아픈 사람은 삼가야 한다.

• 절차

1) 양 무릎과 양다리를 바닥에 대고 등, 경부를 곧게 펴서 바닥과 평행되게 한다.
2) 얼굴을 아래로 내려 양손의 사이에 놓는다.
3) 원 자세를 유지하면서 발바닥을 들어 발끝으로 지탱한다.
4) 무릎과 엉덩이를 들고 머리와 양발로 신체평형을 유지한다.
5) 양손은 등뒤에 놓고 열손가락은 서로 깍지를 낀다.
6) 양손을 뒤에서 가능한 신전한다. 자연호흡 몇 초 후 회복한다.

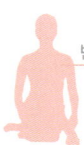

반드시 알아야 할 노인건강 생활

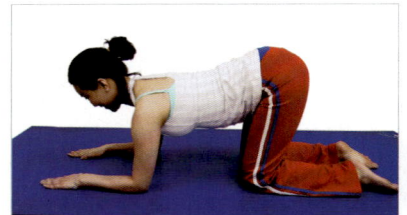

▶그림1 숨을 들이마신다.

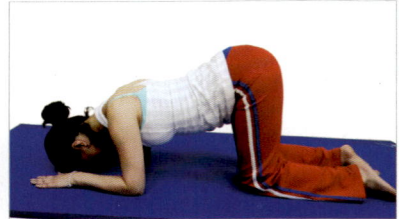

▶그림2 머리를 양손의 사이에 놓는다.

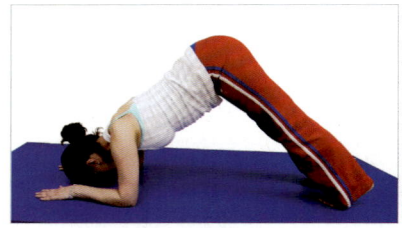

▶그림3 숨을 들이마신다. 발끝을 바닥에 놓는다.

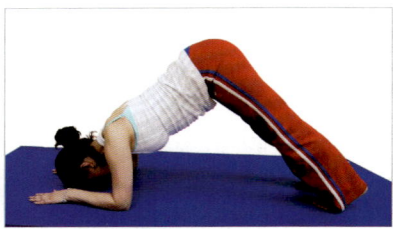

▶그림4 숨을 내쉰다. 머리는 이동하지 말아야 한다.

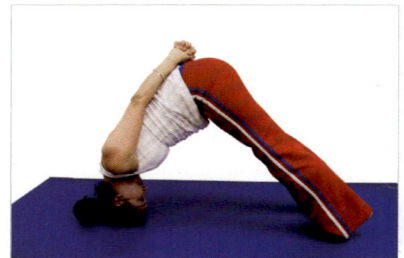

▶그림5 숨을 들이마신다. 열손가락은 등 뒤에서 깍지를 낀다.

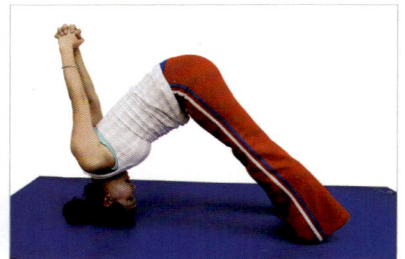

▶그림6 숨을 내쉰다. 양팔은 아래로 가능한 신전한다.

• **틀린 자세 교정**

양팔꿈치는 바깥으로 벌리지 말아야 한다.

15 변비 해방을 위한 각 체위

• 변비의 원인

변비의 원인은 직장과 대장에 수분 부족현상으로 원인을 알면 치료도 쉬운법이다. 소화되고 남은 음식물 찌꺼기가 직장에 남게되면 신경척수를 통해 배변중추를 자극하여 내항문괄약근을 이완시켜 배변을 보게된다. 이 과정에 원인이 생겨 변이 대장에 머물러 있는 시간이 길어지면 변비가 생기게 되는데 그 원인으로는 섬유질을 적게 먹는 식습관, 부적절한 배변습관, 각종 스트레스, 환경적인 요인 등이 있는데 운동부족이 그 원인이라 할 수 있다. 가벼운 요가로 변비를 탈출해 보자.

• 주의

전신이 바닥에 닿을 때 양팔은 직선을 유지해야 한다.

• 절차

1) 양다리를 크게 벌리고 서서 양손은 아래로 드리운다.
2) 숨을 들이마시며 팔을 어깨높이로 들어올린다.

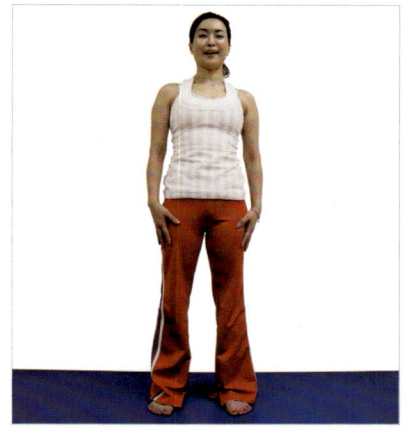

▶그림1 양손은 자연스럽게 아래로 늘어 뜨린다.

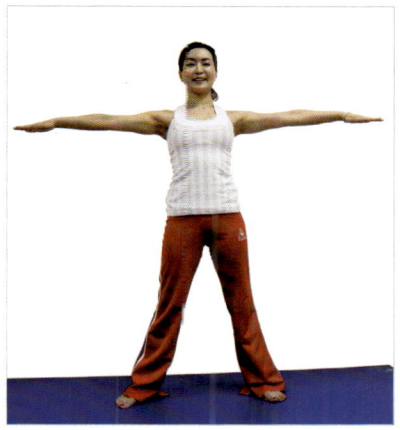

▶그림2 숨을 들이마신다. 양팔은 어깨높이로 들어올린다.

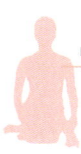

반드시 알아야 할 노인건강 생활

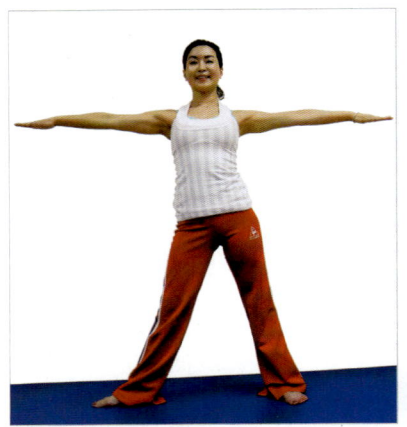

▶그림3 오른쪽 발끝은 옆으로 향한다. 왼쪽 발끝은 앞을 향한다.

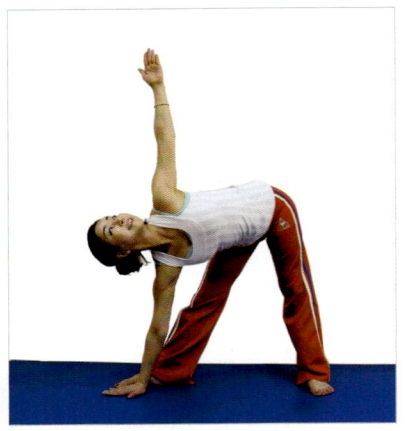

▶그림4 숨을 내쉰다. 옆 허리를 신전한다. 수장은 바닥에 붙인다. 시선은 위로 향한다.

3) 2의 자세를 유지하면서 오른쪽 발끝이 옆으로 향하게 하고 왼쪽 발끝이 앞을 향하게 한다.

4) 내쉬며 상체를 오른쪽으로 기울인다. 오른손은 오른발의 내측에 오른발과 평행되게 놓는다. 수장은 바닥에 붙인다. 왼팔은 곧게 위로 들어 손가락이 천장을 향하게 편다. 시선은 손가락을 경과하여 천장을 향한다. 자세를 유지하면서 5회 호흡한다. 좌우를 번갈아 똑같이 진행한다.

• 틀린 자세 교정

신체가 앞으로 쏠리지 않도록 하고 고관절은 앞으로 향하지 않아야 한다. 눈은 위로 든 손을 주시하여야 한다.

Section 04

16 면역력 증진을 위한 변형 체위

• 효능

노년기의 면역력 증진은 건강을 결정짓는 중요한 요소이다. 순환계통이 좋아지면 피부의 질도 따라서 개선된다.

• 주의

양옆에 놓은 팔은 힘을 쓰지 말고 흉근과 복근으로 신체를 지탱하며 주의력은 하반신에 집중한다.

• 절차

1) 엎드린 자세에서 양발을 어깨너비만큼 벌리고 발끝으로 착지한다. 수장은 가슴의 양측에 놓고 겨드랑이 아래를 조이고 턱을 들어 경부를 신전한다. 무릎도 곧게 펴야 한다.

2) 들이마시며 양발을 높이 든다. 양발을 벌린 상태를 유지하면서 발목에 힘을 주고 가능한 신체를 뒤로 젖힌다. 자세를 유지하면서 5회 호흡한다.

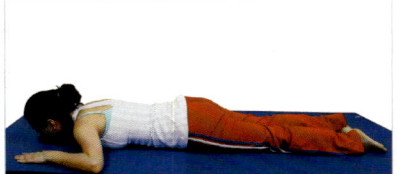

▶그림1 턱을 높이 든다. 무게를 손에 두지 않는다. 무릎은 곧게 편다.

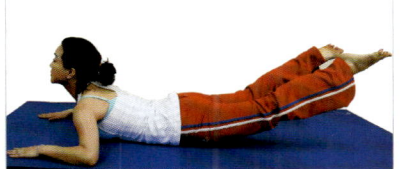

▶그림2 숨을 들이마신다. 겨드랑이 아래를 조인다. 대퇴 끝으로부터 높이 들어 올린다.

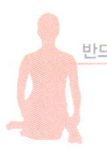

반드시 알아야 할 노인건강 생활

17 건강한 다리와 무릎 유지를 위한 신전요법

• **효능**

근육의 신전으로 다리의 라인을 개변시킬 뿐만 아니라 양 무릎을 풀어주고 양팔과 양다리의 근육을 신전한다.

• **주의**

머리가 소퇴에 닿을 수 없으면 양손으로 앞쪽으로 펴고 있는 발을 잡을 수 있다. 동작은 천천히 해야 하며 굽힌 다리의 무릎관절은 바닥에 닿아야 한다. 그리고 추간판탈출, 좌골신경통, 만성관절염환자는 이 자세를 삼가하여야 한다.

• **절차**

1) 앉아서 양다리를 곧게 펴고 양손은 뒤에 놓는다. 왼쪽 무릎을 굽혀 왼쪽 발꿈치가 회음부에 닿게 한다. 발바닥은 오른쪽 대퇴내측에 붙인다.

2) 들이마시며 양팔을 머리 위로 들고 신체는 약간 뒤로 젖힌다.

3) 내쉬며 등 아래부위로부터 앞으로 점차적으로 상체를 굽힌다. 천천히 상체의 중심을 낮추며 양팔꿈치는 바깥으로 약간 힘을 주어 상체를 하강하게 한다. 경부는 힘을 빼고 머리는 자연스럽게 드리우고 눈을 감고 미간에 주의력을 집중시킨다. 마지막에 머리가 소퇴에 닿게 된다. 10~30초 유지하며 정상적으로 호흡한다. 다리를 바꾸어 같은 동작을 실행한다.

Section 04

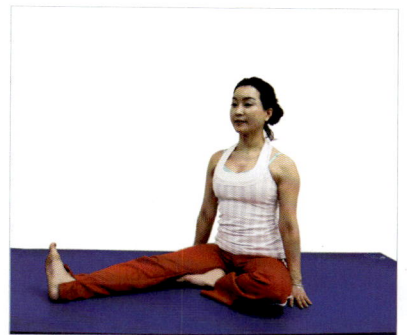

▶그림1 무릎은 굽히면 안 된다. 양손은 뒤에 놓는다. 왼발의 족심은 오른쪽 대퇴의 내측에 붙인다.

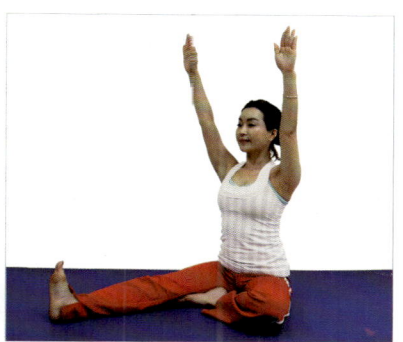

▶그림2 숨을 들이다신다. 양팔은 귓가를 따라 위로 곧게 편다. 신체는 약간 뒤로 젖힌다.

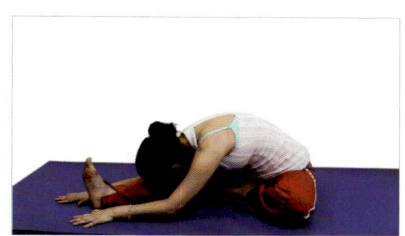

▶그림3 숨을 내쉰다. 경부는 힘을 뺀다. 머리는 소퇴에 닿고 주의력은 미간에 집중시킨다.

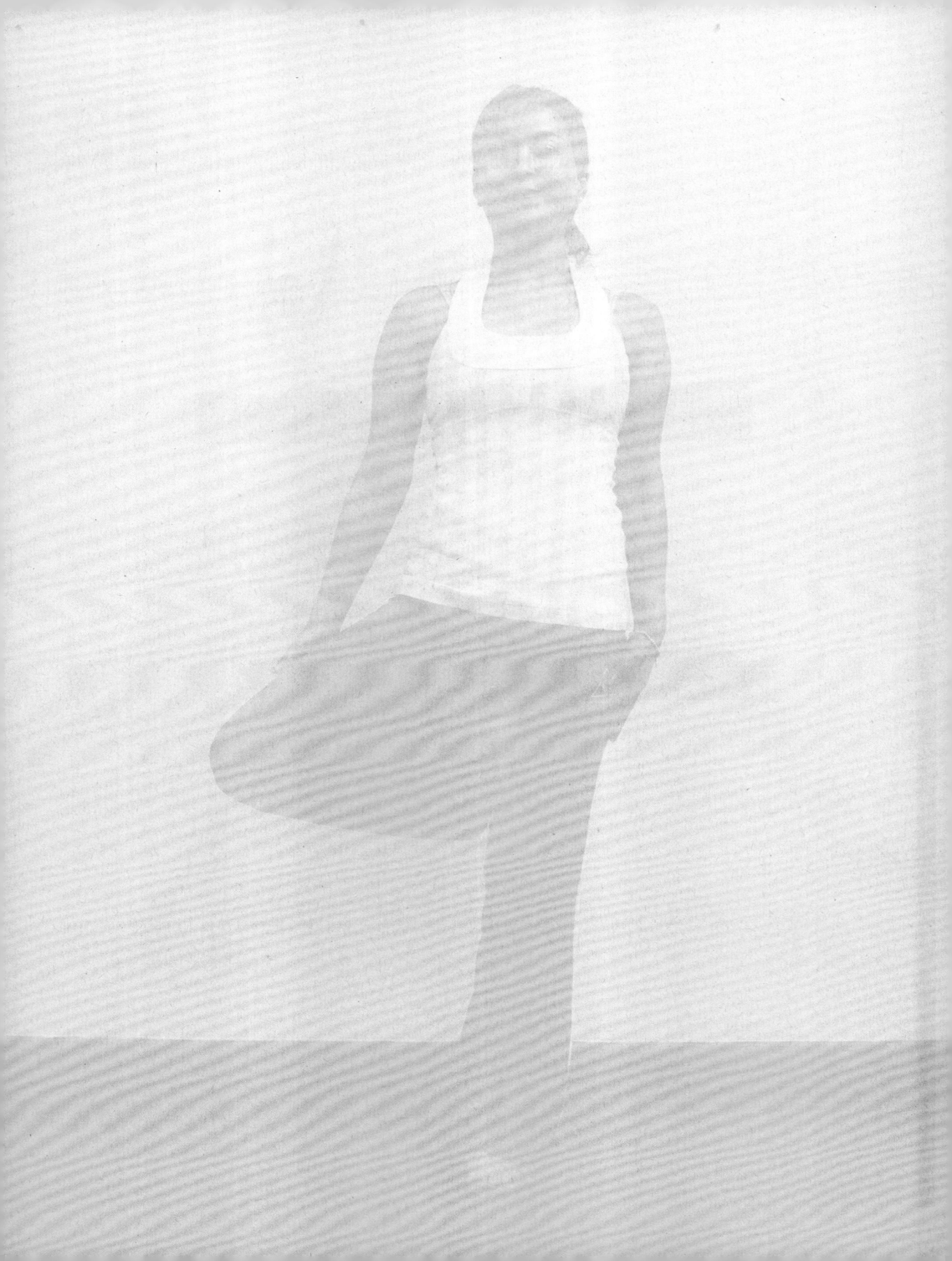

반드시 알아야 할 노인건강 생활

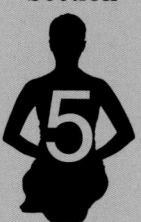

Section 5

심리적인 안정감과 편안한 인체를 만든다

반드시 알아야 할 노인건강 생활

요가는 심리적인 안정감과 편안한 인체를 만든다

요가는 심리적인 안정감뿐만 아니라 올바른 체형을 유지해주는 전통적인 운동요법이다. 심리적인 안정감과 올바른 체형은 면역력을 증강시켜주고 건강을 유지, 증진시키는데 지대한 긍정적인 영향을 미쳐 삶의 질을 향상시켜줄 것이다.

01 심신의 안정 – 상징 체위

- **효능**

이 자세를 3회 정도 반복하면 호흡의 리듬을 조정할 수 있고 크게 들이마시면 마음이 안정을 취하게 되며 자율신경을 안정시켜 압력을 완화시킨다.

- **주의**

사람이 초조하게 되면 호흡이 얕아진다. 이 동작을 할 때 앞으로 굽히면서 숨을 내쉰 다음 몇 초간 호흡을 정지하고 있다가 다시 숨을 들이마실 때 크게 들이마시려고 생각하면서 반복적으로 실행하게 되면 깊은 호흡을 할 수 있으며 호흡을 정지하였을 때에는 항문은 바싹 조여야 한다.

- **절차**

1) 양 무릎은 벌리지 말고 꿇어앉는다. 발가락은 겹치지 말아야 한다. 손은 등 뒤에서 왼손이 오른팔 손목을 잡고 들이마시며 허리와 등을 곧게 편다.
2) 숨을 내쉬며 상체를 천천히 앞으로 기울인다. 이마를 바닥에 대고 5

초 동안 호흡을 정지한다. 이때 엉덩이는 높이 들지 말아야 한다. 들이마시며 천천히 상체를 원상태로 회복한다. 원상태로 회복할 때 체내의 모든 기체를 뱉어낸다. 반복하여 3회 진행한다.

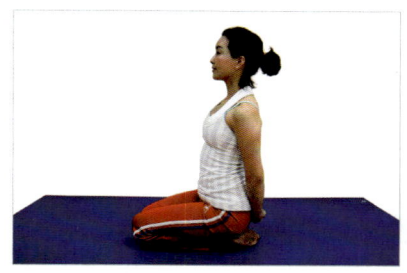
▶그림1 숨을 들이마신다. 양 무릎을 모은다.

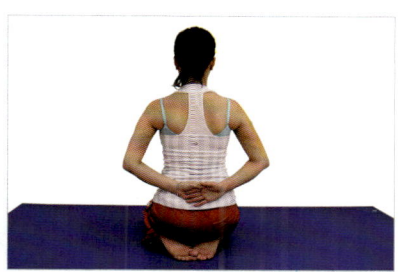
▶뒤에서 본 그림

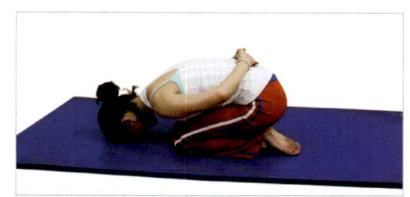
▶그림2 숨을 내쉰다. 엉덩이는 높게 들지 말아야 한다.

• 생명 에너지를 체내에서 순환시켜라

이 요가동작을 연습할 때 이마를 바닥에 대는 것은 미간의 미심륜에서 대지의 에너지를 섭취하기 위해서다. 요가는 오른손을 플러스 에너지라고 하고 왼손을 마이너스 에너지라고 한다. 이 동작 중에서 양손을 서로 잡는 것은 미심륜에서 섭취한 생명 에너지를 체내에서 순환시키기 위해서다.

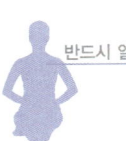

반드시 알아야 할 노인건강 생활

02 뇌 기능 개선과 치매예방 –
개가 달을 바라보는 체위

• **효능**

척추를 곧게 펴면 자율신경을 조정할 수 있기 때문에 이는 자신감을 키우는데 효과있는 자세이다. 전신의 혈액순환이 좋아지기에 이 자세는 동맥경화를 예방하고 배설을 촉진시키며 뇌의 기능을 개선할 수 있다.

• **주의**

절차2의 자세를 할 때에 복부의 신전을 감수할 수 없으면 치골이 바닥에 닿았는지 확인하여야 한다. 만약 치골이 바닥에서 떨어지면 손을 앞으로 이동하여 치골이 바닥에 닿게 하여야 한다.

• **절차**

1) 엎드린 자세로 양다리를 가능한 크게 벌린다. 수장은 가슴 옆의 바닥에 놓고 겨드랑이 아래를 조이며 들이마신다.

2) 팔을 펴면서 상체를 일으킨다. 내쉬며 턱을 들어올린다. 경부를 곧게 펴고 자세를 유지하

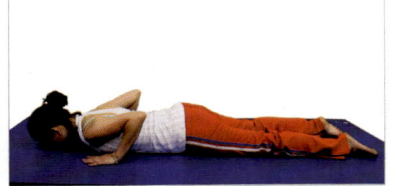

▶그림1 숨을 들이마신다. 팔꿈치를 조인다. 손목이 확실히 바닥에 닿았다. 양다리를 크게 벌린다.

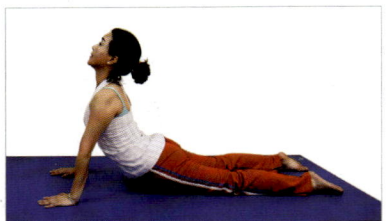

▶그림2 숨을 내쉰다. 허리를 아래로 밀어준다. 치골이 바닥에 닿는다.

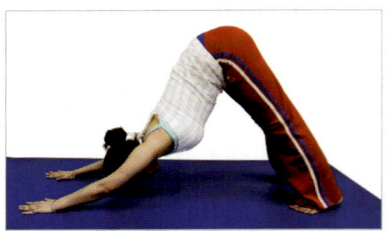

▶그림3 숨을 들이마셨다가 내쉰다. 엉덩이를 높이 들어올린다. 무릎을 곧게 편다.

면서 5회 호흡한다.
3) 이어서 최고봉 체위를 하면 더욱 효과가 있다. 절차2의 동작을 마친 후 들이마시며 엉덩이를 위로 들어 올려 신체가 피라미드 모양을 이루게 한다. 발뒤꿈치는 바닥에 붙이고 내쉬며 등을 오목하게 들어가게 하고 자세를 유지하면서 5회 호흡한다.

03 우울증 해소 – 거북 체위

• 효능

우울증에 걸렸을 때는 자신감이 없어져 신체를 앞으로 굽히게 되며 거북이처럼 움츠리게 된다. 이 자세는 전신을 신전할 수 있어 가볍게 호흡하게 해주며 자신감을 회복시켜준다.

• 주의

동작을 실행할 때 발의 모지가 바닥에 닿아야 한다. 요가는 발의 모지를 자극하면 동작이 민첩해지도록 만든다. 이렇게 되면 어깨 결림과 허리가 굳어지는 상황을 개선할 수 있다.

• 절차

1) 앉은 자세로부터 시작하여 양발을 허리너비 두 배 정도로 벌리고 가볍게 무릎을 세운다. 양팔은 무릎 아래로 넣고 손가락은 옆을 향한다. 수장은 바닥에 붙이고 상체를 앞으로 굽힐 때 양손은 바깥으로 미끄러져 나간다. 숨을 들이마신다.
2) 숨을 내쉬며 상체를 더 깊게 앞으로 굽힌다. 양손은 등 뒤에서 서로 잡는다. 자세를 유지하면서 5회 호흡한다.
3) 숨을 들이마시며 양손을 풀고 내쉬며 더 깊게 앞으로 굽힌다. 턱과 가슴을 바닥에 닿게 한다. 다리도 곧게 편다. 발바닥을 세운다. 자세를 유지하며 5회 호흡한다.

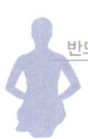 반드시 알아야 할 노인건강 생활

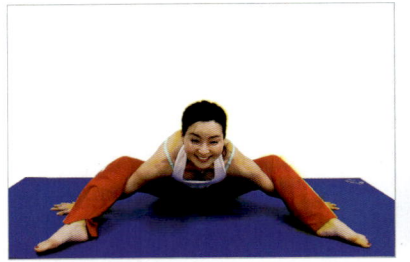

▶그림1 숨을 들이마신다. 발바닥을 바닥에 닿게 한다.

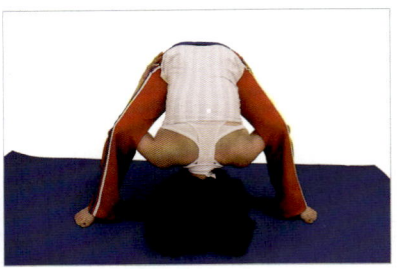

▶그림2 숨을 내쉰다. 어깨와 목에 힘을 뺀다. 발바닥은 바닥에서 떨어지면 안 된다. 손을 잡기 어려우면 잡지 않아도 된다.

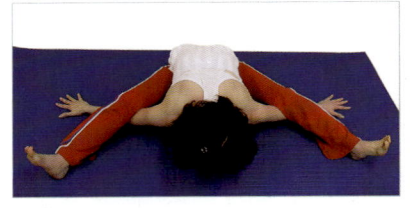

▶그림3 숨을 들이마셨다가 내쉰다. 무릎은 곧게 편다. 턱을 바닥에 닿게 한다. 발목이 직각이 되게 굽힌다.

• 틀린 자세 교정

등이 휘지 않고 척추는 힘을 빼야 한다. 팔은 최대한 양옆으로 뻗는다.

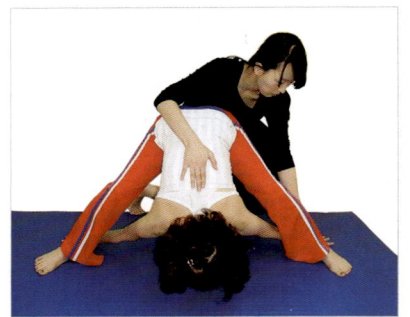

- **쉽게 할 수 있는 자세**

　이 요가동작이 어렵기 때문에 초보자는 표준에 도달하기 어렵다. 그러면 좀 더 쉬운 자세로 할 수 있다. 앉은 자세에서 양발을 허리의 약 두 배만큼 벌리고 무릎을 가볍게 굽히고 숨을 내쉰다. 오른팔을 오른쪽 무릎 밑으로 지나가게 하고 등 뒤에서 왼손과 서로 잡는다. 좌우를 번갈아 실행한다.

　이 자세는 주의력을 집중시켜 주는 효과가 있다

04 등과 가슴을 강화해준다 – 나무 체위

- **효능**

　나무 체위는 다리, 등과 가슴의 근육을 보양하고 강화한다. 이 체위는 인체의 안정과 평형을 개선하고 관골 부위를 풀어주며 흉강 구역에도 유익하다. 이 체위는 주의력 집중을 강화시키는 기능드 있다.

- **주의**

　눈은 앞을 보면서 숨결을 가라앉히면 평형유지에 도움이 된다. 평형감각이 뛰어난 사람은 고개를 들어 위를 봐도 된다.

- **절차**

1) 곧게 서서 양발을 모으고 양 수장이 안으로 향하고 양팔은 좌우대퇴의 외측에 놓는다. 오른쪽 발뒤꿈치를 들어서 서혜부와 왼쪽 대퇴상반부 구역에 놓고 발끝은 바닥을 향한다.

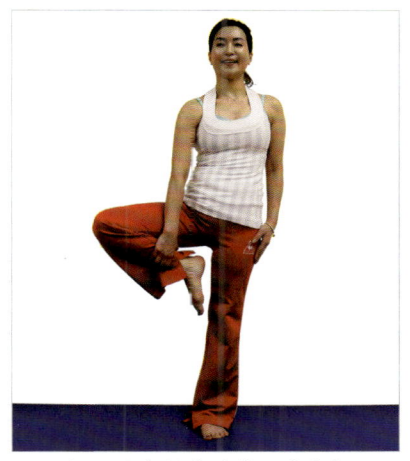

▶그림1 오른발 끝이 아래로 향한다.

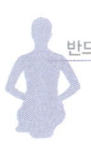
반드시 알아야 할 노인건강 생활

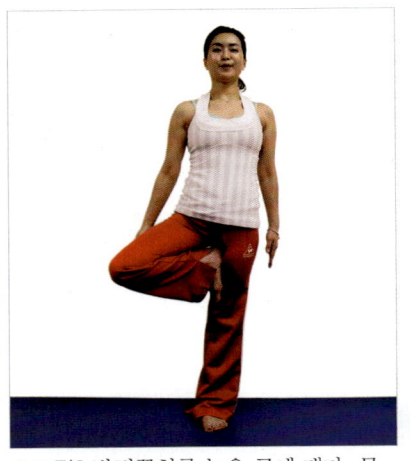

▶그림2 발뒤꿈치를 높은 곳에 댄다. 무릎은 굽히지 않는다.

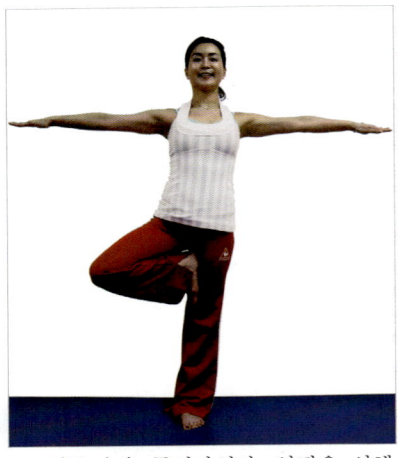

▶그림3 숨을 들이마신다. 양팔은 신체 양옆으로 편다.

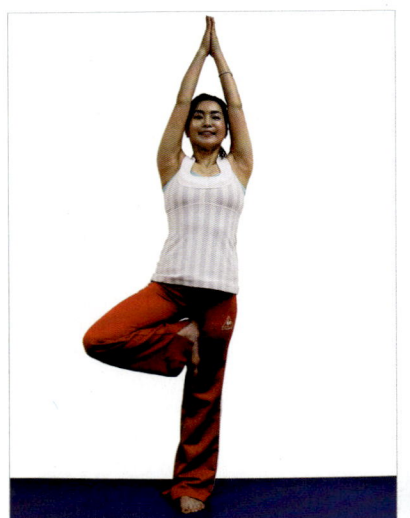

▶그림4 합장한다. 양팔은 가능한 두 귀에 가까이 한다.

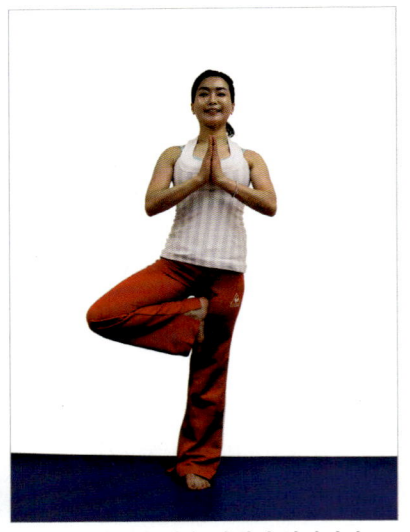

▶그림5 양손을 가슴 앞에서 합장한다.

2) 오른발을 왼쪽 대퇴에 안정하게 놓고 왼쪽 다리로 전신의 평형을 유지하면서 서있는다.
3) 양팔을 어깨 양옆으로 벌리고 깊게 들이마시며 이 자세를 30~60초 유지한다.
4) 양팔을 머리 위로 들고 합장하고 양팔은 가능한 두 귀에 가까이하고 자연스러운 호흡을 8~10초 동안 유지한다.
5) 합장한 손을 가슴 앞으로 내리고 오른쪽 다리를 펴 양발을 모은 자세를 회복한다. 다리를 바꾸어 실행한다.

• 틀린 자세 교정

고관절은 힘을 빼고 무릎관절은 최대한 바깥으로 돌린다.

• 집중력을 키우는 법

요가수련 시 초보자들이 우려하는 것은 어떻게 주의력을 집중시키는가 하는 것이다.

호흡을 한 개 단위로 삼아 다섯 번 들이마시고 다섯 번 내쉰다. 마음속으로 수를 세면서 매일 연습하게 되면 머지않아 미묘한 신체의 변화를 발견하게 될 것이다.

호흡법 수련은 자율신경을 조절하는 효과를 발휘한다.

05 자율신경 조절 - 쟁기 체위

• 효능

이 자세는 척추, 허리, 등을 충분히 신전하게 하여 척추와 병행하는 자율신경을 조정한다.

• 주의

발끝이 머리 위를 경과하여 바닥에 닿을 수 없으면 허리힘이 부족하거나 어깨와 경부가 굳어서 그럴 수도 있기에 절대로 무리를 하여서는 안 된다.

• 절차

1) 똑바로 누워서 양손을 신체 양옆에 놓고 힘을 빼고 심호흡을 한다.
2) 숨을 들이마시며 양다리를 모아 상체와 수직이 될 때까지 들어올린다. 발끝은 위로 향하고 무릎은 곧게 편다.
3) 숨을 내쉬며 허리에 힘을 주면서 양다리를 머리 위로 들어 넘긴다. 무릎은 편 상태를 유지하고 양손은 움직이지 않는다. 신체의 중심을 안정시키고 턱을 가두고 시선은 복부를 향한다.
4) 숨을 들이마시며 허리에 힘을 주어 엉덩이가 앞으로 가게하며 발끝은 가능한 머리로부터 먼 곳의 바닥에 내민다. 자세를 유지하며 내쉰다. 동작을 마친 후 양다리는 무릎을 굽히고 양손은 허리를 받쳐 등, 허리, 엉덩이가 차례로 바닥에 닿게 한다. 전신의 힘을 뺀 다음 휴식한다.

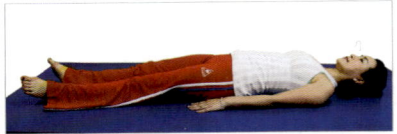
▶그림1 양손에 힘을 빼고 신체 양옆에 놓는다.

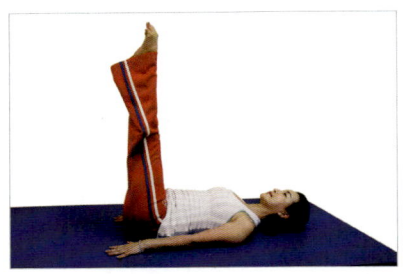
▶그림2 숨을 들이마신다. 발끝은 위로 향한다. 겨드랑이 아래를 조인다.

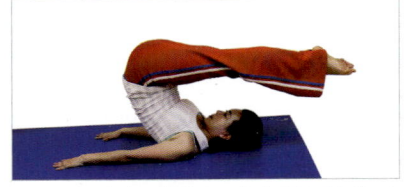
▶그림3 숨을 내쉰다. 양다리를 곧게 편다. 겨드랑이 아래를 조인다. 머리를 기울이면 안 된다.

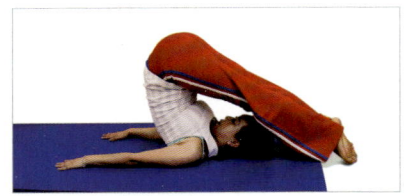
▶그림4 숨을 들이마셨다가 내쉰다. 발끝은 가능한 멀리 신전한다.

- **틀린 자세 교정**

  양발이 바닥에 닿으려면 허리에 힘을 주어야 한다. 척추는 가능한 신전한다. 초보자는 손으로 허리를 받쳐도 된다.

- **자율신경 조정의 중요성**

  자율신경은 우리 신경계통 중에서 의식적으로 제어할 수 없는 신경계통이다. 사람들이 스트레스를 받고 있을 때 자율신경과 관계된 기능은 늘 비정상적인 상태에 빠진다. 흔히 보게 되는 문제들로는 설사, 위경련, 입이 마르고 화를 내거나 불면 등을 꼽을 수 있다. 때문에 자율신경 실조인 사람은 간뇌에서 대량의 호르몬을 분비하여 비정상적인 자율신경 작용을 정상상태로 복원하여야 한다.

참고문헌

곽미자, 『요가니드라 워크북』, 전남 장흥 : 한국요가출판사, 2010.

김광백, 『온살이 요가경』, 사단법인 한국요가협회, 2002.

김남영, 「요가 수행자들의 레크리에이션 전문화 체험에 관한 연구」, 미간행 석사학위논문, 연세대학교 교육대학원, 2007.

김미경, 「요가이완프로그램이 무용전공자들의 심리적 불안 및 신체적 자기효능감에 미치는 영향」, 미간행 석사학위논문, 서울불교대학원, 2006.

김선희·권오륜, 「요가의 신체적 가치와 스승의 의미」, 한국체육철학회, 2006.

김성혜, 『YOGA 100』, 서울 : 네모북스, 2009.

김창수, 『요가 근육의 비밀』, 사단법인 한국요가지도자총연맹, 2010.

김채희, 「요가 자세법, 호흡법 및 신체심리치료의 치료적 요인에 관한 연구」, 미간행 석사학위논문, 서울불교대학원, 2005.

김채희·조옥경, 『요가첫걸음』, 서울:학지사, 2006.

김향미, 「요가수행이 일부 대학생의 심폐, 근골격계 기능 및 건강상태 지각에 미치는 효과」, 한국동서정신과학회지, 2005.

김홍석·이승아, 「요가수련자들의 만족도에 대한 참여정도 분석」, 한국체육학회, 제16권 제1호, 2007.

김효미, 「요가의 이완운동이 중년여성의 심신변화에 미치는 영향」, 미간행 석사학위논문, 한남대학교 교육대학원, 2005.

박효엽, 「과정으로서의 요가」, 한국요가학회지, 제 7호, 2012.

배해수, 『요가비전』, 지혜의 나무, 2007.

송방호, 『내 몸을 살리는 30분 요가』, 서울 : 넥서스북스, 2003.

양희연, 「요가수련인을 대상으로 한 마음챙김 요가와 요가니드라가 마음챙김, 집중력, 스트레스 지각 및 심리적 안녕감에 미치는 영향」, 미간행 박사학위논문, 서울 불교대학원, 2012.

오세이·박수현, 「요가참여자의 참여정도와 여가만족이 Wellness에 미치는 영향」, 한국체육과학회, 2009.

오희선, 「요가 프로그램이 전문직 종사자의 스트레스에 미치는 효과」, 미간행 석사학위논문, 서울대학교 대학원, 2012.

왕인순, 「요가자세, 요가호흡, 요가이완 프로그램이 비정규직 여성 노동자들의 스트레스의 신체증상, 피로, 스트레스반응 및 자아존중감에 미치는 효과」, 한국건강심리학회지, 제15권 제1호, 2010.

우종웅·권창선·임경애·김종혁, 『요가의 이해』, 원주문화사, 2008.

원디대 자세수정요가프로그램개발팀, 『움직이는 요가 근육학』, 2010.

위성장, 「요가 수련이 성인들의 여가만족과 생활만족에 미치는 영향」, 미간행 석사학위논문, 남부대학교 대학원, 2011.

이창원, 「요가수련이 스트레스에 미치는 영향 연구」, 미간행 석사학위논문. 원광대학교 대학원, 2006.

이태영, 『요가』, 여래출판사, 2000.

이태완, 「요가의 좌법이 명상에 미치는 효과에 관한 연구」, 미간행 석사학위논군, 원광대학교 대학원, 2008.

임수현, 「요가의 심리치료 효과」, 미간행 석사학위논문, 한국외국어대학교 대학원, 1996.

정윤하, 「요가자세를 이미지화한 조형연구」, 미간행 석사학위논문, 신라대학교 대학원, 2008.

Anderson, s., & Sovik, R.(2000). Yoga : Mastering the Basics, The Himalayan Institute Press.

Badsha, H., Chhabra, V., Leibman, C., Mofti, A., Kong, K. O.(2009). The Besefits of Yoga for Rheumatoid Arthritis: Results of a Preliminary, Structured 8-Week Program. Rheumatol Int, 29(12):1417~1421.

Barchas, J. D., Freedman, D.(1963). Brain Amines : Response to Physiological Stress. Biochem Pharmacol, 12:1232~1235.

Birket, D.A., & Edgren, L.(2000). Hatha yoga; improved Vital capacity of college students, Alternative Therapy Health Medicin, 6(6):55~63.

Bussing, A., Ostermann, T., Ludtke, R., Michalsen, A.(2012). Effects of Yoga Interventions on Pain and Pain-Associate Disability: A meta-Analysis. J Pain, 13(1):1~9.

Carol Krucoff and Kimberly Carson, Therapeutic Yoga for Seniors. IDEA Fitn Jour, 2001;78~80.

Cho OK. Yoga and Stress Mangment. Kor Jour Heal Psychol. 2004;1(1):82~83.

Chuntharapat, S., Petpichetchian, W., Hattakit, U.(2008). Yoga During Pregnancy: Effects on Maternal Comfort, Labor Pain and Birth Outcomes. Complement Ther Clin Pract, 14(2): 105~115.

Corliss, R.(2001). The Power of Yoga, Time, 157(16):54~62.

Field T. Yoga clinical research review. Complement Ther Clin Pract.2011;17(1):1~8.

Freeman L. Mosby's complementary and alternative medicine: a research-based approach. St. Louis, MO: Mosby; 2004. 167~177.

Hill, C.(2013). Is Yoga an Effective Treatment in the Managenemt og Patients with Chronic Low Back Pain Compared with Other Care Modalities-A Systematic Review. J Comolement Impact Med, 10(1):1~9.

Iyenger, B. K. S. (2001). Yoga : The path to holistic health: Dorling.

Jacobe, B. P., Mehling, W., Goldberg, H. A., Acree, M., Lasater, J. H., Avins A. L., Cole, R. J., Riley, D. S., Maurer, S.(2004). Feasibility of Conducting a Clinical Trial on Hatha Yoga for Chronic Low Back Pain : Methodological Lessons. Altern Ther Health Med, 10(2):80~3.

Kosuri M, Sridhar GR. Yoga preatice in diabetes improves physical and psychological outcome. Metab Syndr Relat Disord. 2009:7(6):515~517.

Pilkington, K., Kirkwood, G., Rampes, H., Richardson, J.(2005). Yoga for Depression: the Pesearch Evidence. J Affect Disord, 89(1-3):13~24.

Posadzki, P., Ernst, E.(2011). Yoga for Low Bark Pain: a Systematic Review of Randomized Clinical Trials. Clin Rheumatol., 30(9):1257~1262.

Posadzki, P., Parekh, S.(2009). Yoga and Physiotherapy: a Speculative Review and Conceptual Synthesis. Chin J Integr Med., 15(1):66~72.

S., Culpepper, L.(2009). Yoga for Chronic Low Back Pain in a Predominantly Minoriy Population: a Pilot Randomized Controlled Trial. Altern Ther Health Med., 15(6):18~27.

Shermas. K. J., Cherkin, D. C., Wellman, R. D., Cook, A. J., Hawkes, R. J., Delaney, K.,

Deyo, R. A..(2011). A Randomized Trial Comparing Yoga, Stretching, and a Self-care Book for Chronic Low Back Pain. Arch Intern Med., 171(22)2019~2026.

Smith C, Hancock H, Black-Mortimer J, Echert K. randomized comparative trial of yoga and relaxation to reduce stress and anxiety. Complement Tere Med 2007:15(2):77.83.

Tekur, P., Nagarathna, R., Chametcha, S., Hankey, A., Nagendra, H. R.(2012). A Comprehensive Yoga Programs Improves Pain, Anxiety and Depression in Chronic Low Back Pain Patients more than Exercise: an RCT. Complement Ther Med.,20(3):107~118

Williams, K., Abildso, C., Steinberg, L., Doyle, E., Epstein, B., Smith, D., Hobbs, G., Gross, R., Kelley, G., Cooper, L.(2009).Evaluation of the Effectiveness and Efficacy ofIyengar Yoga Therapy on Chronic Low BackPain. Spine., 34(19):2066~2276.